高学歴発達障害

エリートたちの転落と再生

岩波 明

文春新書

1490

はじめに　弾き出されてしまう高学歴発達障害の人々

東大の〝封印された調査〟

本書は、高学歴・高機能の発達障害の人たちの転落と再生の物語である。

現在でも学歴は、個人の価値を示す有力なアイテムであり、労働市場においても、一般社会においても、学歴重視の傾向は根強い。これについては批判的な意見もあるだろうが、総論的に言えば「学歴信仰」は誤りではない。高学歴の人に知的レベルが高く優秀な人が多いことは事実であるし、知的瞬発力、集中力、記憶力などで優れた特性を示すことも多いからである。

けれども高学歴の人の人生が安泰で、波風立たないものかというと、そうとも言えない。受験や就職に成功しても、それがゴールとなり、燃え尽きすりきれてメンタルダウンしてしまうケースは、以前からたびたびみられた。ただし最近の10年あまり、これまでとは違うタイプの「コースアウト」をする例を、少なからずみかけるようになった。

彼らは中高生や大学生のこともあれば、社会人のこともある。有名校や一流企業に所属している彼らは、ある時、約束された「人生経路」からドロップアウトしてしまう。能力がないわけでもないし、勉強や仕事がこなせないわけでもない。燃え尽きたということもない。個々に状況は異なっているが、彼らは学校や会社の「しばり」や「ルール」からはみ出して「離脱」してしまう。実はこのような人たちの背景に発達障害が存在していることが少なからずあると考えられている。

以前から発達障害を持つ個人は現在と同様に存在し、一般人として暮らしていた。けれども、彼らの「ドロップアウト」が目立つことはなかった。社会的な「規制」は細やかではなく、ダブルスタンダードも数多く存在していたからである。

しかし、20世紀の末から社会の「管理化」「デジタル化」が強力に進行することによって、規格からはずれた個人が簡単にあぶりだされるようになった。社会や組織の「きまり」に従うことが強く求められたことによって、それができない人たちが表面に浮かび出るようになったのである。SNSの浸透がこういった事態をさらに助長している。

高学歴、高機能の人には、難易度の高い「課題」や「業務」が割り振られやすい。これも、「脱落」の原因になる。高い能力を持っていても、発達障害の特性を持つ個人は、興味を持つ事柄と持てない事柄に対するモチベーションがまったく異なるためである。

さらに、彼らは人々を「管理」する立場になることが多い。学校ではリーダーとなることが期待され、会社では、管理職となって昇進していくことが要求される。けれども発達障害の特性を持つ人たちは、こういった調整が不得手である。「相手の気持ちを考えながら」とか「他の人たちはどう反応するだろうか」などと予想を立てながら、状況に応じて対応を修正していくことは、もっとも苦手にしているのである。

勉強や業務の能力は十分であったとしても、ここで「挫折」が始まりやすい。

正確なデータは存在していないが、高学歴の人の発達障害の比率は明らかに高いものがある。以前、東京大学の保健管理センターが東大生を対象に発達障害の比率を調査したことがあったが、結果が高率過ぎたため、公表されなかった。また、高学歴、高機能の人に対する要求は過大になりやすく、不適応が生じやすい。

ある高学歴医師の挫折

挫折と再生ということで、思い浮かぶ人がいる。全国的に有名な中高一貫の進学校に在学していたJさん（男性）である。彼の成績は常に学年でトップ3を譲らなかった。特に数学の成績は、際立っていた。さらに、大学入試の全国模試においても、何度もトップの成績をとっていた。彼は希望どおりに国立大学の医学部に合格し、順調に人生を歩んでいくように見えた。

異変が起きたのは医学部を卒業して大学院の基礎系に入学したときのことである。

大学院の指導教官は、彼に何も教えてくれなかった。細かい点をいろいろ聞いても、自分で考えろと突き放された。周囲の大学院生は研究室に溶け込み、研究の計画も順調な様子だった。それなのに自分だけが何をしていいかわからないまま、時間だけが過ぎ、大学院に行けない日が続いた。Ｊさんは、自分で目標を設定することができなかったのである。人生の中で、初めての「失敗」だった。

やがて大学院を休学したＪさんは研究者になることをあきらめ、臨床の道に進むことにし、私の勤務していた大学病院の精神科に入局した。Ｊさんは飾り気のない朴訥な人柄だったし、知識の量は豊富だったが、対人関係に大きな難があった。たとえば、受け持ち患者と面接しているとき、Ｊさんは微に入り細に入り情報を得ようとして、質問魔になってしまうのである。患者を問い詰めて、泣かせてしまったこともあった。

もちろん、治療の際にそういった詳細な情報収集が必要な場合もあるが、たいていは相手の様子を気遣いながら、面接をすすめていくものである。相手の表情や言葉のニュアンス、あるいは沈黙などにも注意しながら、どの程度まで聞いてもいいものか推し量りながら会話を続けていくのが通常である。これは日常のコミュニケーションでも同様である。だが、Ｊさんにはそういった「さじ加減」ができなかった。

それでも何年か研鑽を重ねる中で、彼にも普通のコミュニケーションがどういうものか次第に理解できてきたようで、最近は苦労しながらも地方の公立病院の医師として仕事を継続している。

発達障害の人たちの驚異的な「底力」

ただし本書で描きたかったのは、こういった高学歴、高機能の人たちの挫折のプロセスだけではない。彼らの「復活」と「再生」の物語である。この点には個人的にもたびたび驚かされることがあった。多くの精神疾患において、症状が回復したとしても、病前のレベルにまでもどらないことが多い。うつ病を例にあげると、会社や公的機関のトップエリートだった人でも、いったんうつ病を発症すると、かなり回復した場合でも、病前の80〜90％程度の力しか発揮できないことが多い。

彼らは瞬間的に100%かそれ以上の能力を見せるかもしれないが、それは短時間しか持続できない。比喩的な表現になるが、蓄えていたエネルギーがすぐに枯渇してしまうからだ。そこで無理を重ねると、再発を繰り返すことになる。

ところが驚いたことに、発達障害の人たちにおいてはまったく状況が異なる。彼らはメンタルダウンし不登校や引きこもりを続けていた場合でも、治療の手助けを受けながら、自らの特性を自覚して対応策をとれるようになると、見違えるように回復し、以前のレベルよりもさらに良い状態に達することが可能なのだ。本書ではそういった人々の「リボーン」の物語を述べていきたい。

もちろんすべての発達障害の人がすんなり回復に至るわけではない。高学歴であるために自分なりに勉強をして思い込みが強くなりすぎ、結果として回復が困難となる人も存在している。そうした場合、治療者など周囲の人の声に耳を貸さなくなりやすい。あるいは本人や家族が体裁を気にして、病院への受診や治療に拒否的な態度を示すこともある。本書では、そのような治療が困難なケースについても述べていきたい。

なお本書のタイトルに、「高学歴」という用語を用いたが、これは比較的広い意味にとっていただけると幸いである。一般的な「高学歴」ではないものの、十分な「能力」を持つケースについて、本書に含めた例もあることをお断りしておく。

また症例の記載においては、個人のプライバシーの保護のため、文脈に影響がない範囲において、固有名詞などを変更している。

本書の執筆においては、文春新書編集長の西本幸恒氏にたいへんお世話になりました。深く感謝するとともにお礼を申し上げます。さらに貴重な示唆を与えてくれた昭和大学医学部精神医学講座の先生方および昭和大学附属烏山病院のスタッフの方々に本書を捧げたいと思います。

高学歴発達障害　エリートたちの転落と再生　◎目次

序章　発達障害の誤解を解く

高学歴、高機能の発達障害の人たちは、優秀な能力を持っていても、発達障害の特性のために、あるいは不運な状況によって、人生につまずきメンタルダウンしてしまう。

ここでは予備知識として、発達障害に関する一般的な内容を記載したい。すでに十分な知識をお持ちの方については、読み飛ばしていただいてもかまわない。

1・発達障害とは何か

発達障害とは、生まれながらの脳機能の偏りがみられる疾患の総称である。よく誤解されているが、「発達障害」という疾患は存在しない。けれども雑誌やテレビ番組などでは、「発達障害」として多くの疾患をひとくくりにして述べられることが多いため、誤解を助長しやすい。

発達障害には多くの疾患、状態が含まれるが、その代表的なものとして、不注意と多動・衝動性が特徴的な「ADHD（注意欠如多動性障害）」と、対人関係の障害と特定の物事にこだわりの強さを示す「ASD（自閉症スペクトラム障害）」があげられる。それ以外には、限局性学習障害（LD）や吃音症やかんもく症、トゥレット症候群なども発達障害

発達障害の概念図

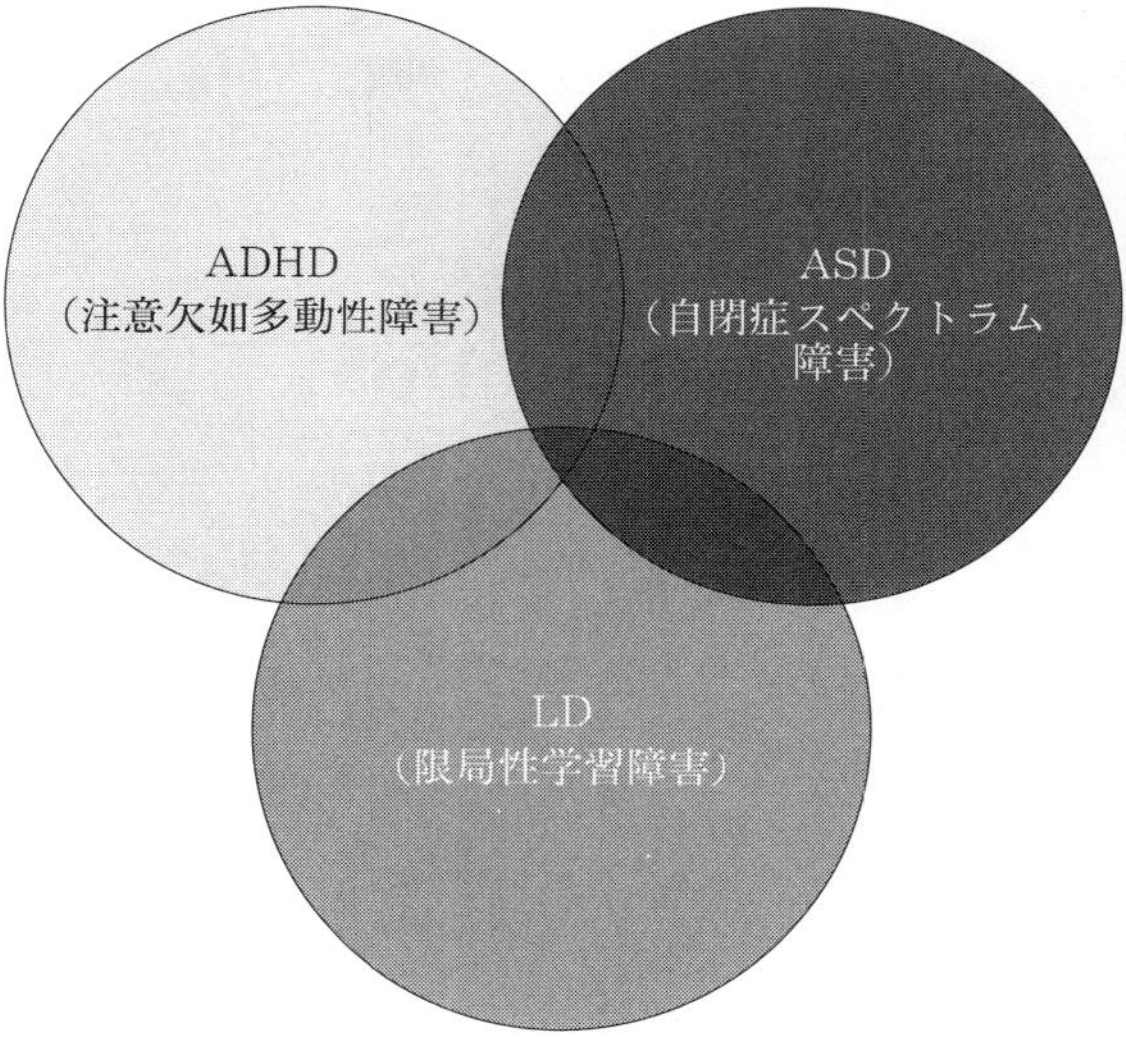

に含まれている。広い意味では、知的障害（精神遅滞）も発達障害のひとつである。発達障害の実地臨床において頻度の高い疾患はＡＤＨＤとＡＳＤの2つであり、本書においてはこの両者を主に扱っている。

残念ながら、現時点において、発達障害における脳の機能障害の正体は不明である。ＡＤＨＤについては、多くの精神疾患と同様に神経伝達物質の機能障害が提唱されているが、仮説止まりの段階である。ＡＳＤなど他の発達障害においては、明らかになっている点がさらに少ない。

またよくみられる誤解として、

「大人の発達障害」「成人期の発達障害」という言い方から、発達障害が大人になってから発症すると認識している方もいるようだ。実際は、発達障害は生まれつきのものであり、思春期や大人になってこの疾患が発症することはない。また発達障害の症状は進行するものではなく、長年にわたって同じ症状、特性が続くものである。かつて児童や思春期の疾患と考えられていた発達障害は、成人になっても症状が持続することが明らかになり、教育や行政、あるいは職場における対応が求められている。

成人の発達障害においては、思春期以降になってはじめて病院を受診したケースがほとんどを占めている。こういった患者さんたちは、症状的には軽症であることに加えて、知的な面は正常かそれ以上のケースが多いため、小児期には発達障害に気づかれなかった、あるいは自分なりに対応策を考えて対処できていた人が大部分である。本書に紹介した多くのケースはこのような人たちである。

2・ADHD

注意欠如多動性障害（Attention-deficit and hyperactivity disorder: ＡＤＨＤ）は、不注

意および多動、衝動性を主症状とする発達障害で、学童期における有病率は6〜8%、成人においては3〜5%程度であると報告されている。以前は男性に多いと考えられていたが、最近の報告では性差は少ないという研究が増えている。

ADHDの主な特徴は以下の3点である。

(1) 不注意

不注意はADHDの中核となる症状の一つである。一般的な不注意の症状は「忘れ物、なくし物が多い」「口頭での指示などをすぐに忘れてしまう」「人の話を集中して聞けない」などである。何かに注意を向けることそのものが苦手なことに加えて、注意の方向をあるものから別のものにスイッチすること（注意のシフト）も不得手である。不注意のために、物にぶつかったり壊したり、小さいけがが多いなどのトラブルが観察されることがある。さらに、「ケアレスミスが多い、マルチタスクが苦手、片付けができない」などの問題が生じやすい。

こうした不注意症状は成人になっても持続することが多く、仕事や家事などで同じようなミスを繰り返してしまったり、必要なものを失くしてしまったりすることなどがみられる。注意が散漫となってしまうため、与えられた課題が遂行できないことも多く、実際の能力より低いパフォーマンスしか得られないため、職場などで叱責の対象になりやすい。さらに全体に注意が向けられないことなどにより、片付け、整理整頓が苦手な人も多い。

(2) 多動、衝動性

多動は小児で多く観察される症状である。たとえば、授業中など、じっとしていなければならない場面で安静を保つことが難しく、手や足を動かしたり、椅子のうえでもじもじしたりすることなどがあげられる。多動が顕著な例では、授業中に立ち上がって離席してしまうこともみられるが、そこまでの多動は多いとは言えない。通常、多動の症状は年齢とともに本人が自制するために目立たなくなる。

一方、衝動性については、対人場面で「一方的に喋り続ける、相手のいうことを聞かないでかぶせて話してしまう」といったことがよくみられる。成人になってもこのような対人場面での衝動性は持続することが多く、先輩や上司に余計なことまで話してしまい、会社内での立場を悪くすることにつながりかねない。

一般にADHDの当事者は、「かっとしやすい」「感情的に不安定になりやすい」などの特徴を示すことがみられるが、これも衝動性の反映である。また彼らは、興味を持った特定のことに過剰に集中する傾向がある。この「過剰集中」が仕事に関して発揮されればすぐれたパフォーマンスにつながるが、刺激を求める傾向が強いこともあり、アルコールや薬物、ギャンブルに依存しやすい傾向も持っている。これらも衝動性のコントロールの問題と関連している。

(3) マインドワンダリング、その他

他にADHDの症状の特徴として、マインドワンダリング(Mind Wandering)とよばれる現象があげられる。これは、現在行っている課題や外的な環境の出来事から注意が逸れて、まったく別のことを考えてしまう現象を指すが、「創造性」との関連が大きいことも報告されている。過去の偉大な芸術家においても、現在活躍している美術家や作家においても、ADHDの特性を持ち、マインドワンダリングの特性を創作の源泉としているケースは数多くみられている。定型的な思考パターンからは通り一遍の発想しか生み出すことができないのに対して、王道のルートから外れた思考の「脱線」が新たな企画や作品を生み出す源泉となるのである。

一方でＡＤＨＤにはさまざまな精神疾患が併存しやすい。ＡＤＨＤの併存疾患としては、うつ病、双極性障害などの気分障害、不安障害などの比率が高いが、診断まで至らないケースにおいても、抑うつ状態や不安症状を示しやすい。

3・ASD

自閉症スペクトラム障害（Autism spectrum disorder: ＡＳＤ）は、「対人関係、社会的コミュニケーションの障害」と「限定された反復的な行動」によって特徴づけられる疾患のことである。明確な境界はないが、これらの一連の症状を含むものを指している。ＡＳＤの有病率は約１％で性差がみられ、男性は女性の約４倍みられる。

現在のところ、ＡＳＤの診断、治療においては「対人関係の障害」がクローズアップされ、「空気が読めない、集団に適応できない」個人をＡＳＤと診断する傾向が認められている。その一方で、「限定された反復的な行動」、いわゆる「こだわり」の症状を正しく評価していない例も少なくないので注意を要する。

(1) 対人関係とコミュニケーションの障害

対人的な交流場面において、ＡＳＤでは相手と視線を合わせることが不得手で、乳児期においては社会的微笑（social smile）を示さず、成人期になっても会話などにおけるアイコンタクトが少ない。また、会話中に身振りや手振り、多彩な表情変化といった、非言語的なコミュニケーション手段を用いることが不得手で、相手からのメッセージやほのめかしも察知することが難しいことが多い。婉曲な言葉遣いやもって回った言い回しなどが苦手である。

さらにＡＳＤの特徴として、「人」に対する関心の低さがあげられる。ＡＳＤの児童の中においては、養育者を求める反応を示さないことがあり、親を含めて人への関心が希薄なことが多い。成人期においても、対人交流を期待される場面で、興味や関心のない場合にマイペースにふるまう様子がみられやすい。人に対する関心、興味が希薄なため、他人と交流するよりも、一人で行う活動を好む例が多い。社会人においては、仕事の能力は高いが同僚と仕事以外での交流はなく、家族を持つ場合でも、他の家族に対して胸襟を開いて話を聞こうとせず、自分なりのルールに従うことを求めるケースもみられる。彼らは他人の感情や興味に反応することが難しく、また対話においても、一方的に話を押し付ける傾向が大きい。

（2）限定された反復的な行動（こだわりの強さ）

もう一つの中核症状として、「限定的で反復的な行動や興味、活動」があげられる。ASDの当事者は、興味や関心が限定的である一方、それがひとたび関心の対象となると、何度も繰り返すことを好み、強いこだわりを示す傾向にある。たとえば幼少期において、水の流れる様子を見ることを好み、繰り返し見続けるなどの行動がみられることがある。

またこれと関連して、変化に対しては過敏に反応する傾向がみられる。特に、新しい場所に連れて行かれたり、使い慣れた道具の代わりに別の道具を用いたりするなどの状況におかれると、強い不安を示し、過剰に反応することがある。同じ服しか着ようとしなかったり、決められた道順に固執したりすることもある。また日常生活における些細な習慣動作の順番を入れ替えることに対して、パニックやかんしゃくを起こして反応しやすい。こういったこだわりの症状は、どの年代にも認められるが、年齢とともに内容が変化することがみられる。さらにASDの当事者の思考パターンに関しても、常同的で周囲の意見に柔軟に反応することが難しい点がみられる。

(3) 感覚過敏、サヴァン症候群ほか

ＡＳＤの当事者には言語発達の障害や独特な使用が観察されることが多い。ＡＳＤの小児では、言葉の遅れを伴う比率が高く、3歳児健診などで指摘されることがある。また、言語表現や流暢さに稚拙さが目立つことがある。具体的には、オウム返しや反響言語（エコラリア、他者が話した言葉の一部または全部を繰り返す現象）とよばれる言葉遣いがみられることに加えて、代名詞の逆転や文脈を離れた常同的なフレーズを繰り返し用いるケースがある。

また、感覚刺激に対し、過剰に反応することがみられ「感覚過敏」と呼ばれている。特定の高音を嫌がって耳をふさぐ、肌触りが気になり特定のシャツしか着用しない、芳香剤の強い臭いを嫌がってトイレを使用することを避ける、などがある。他にも、強い光を嫌がり、帽子をかぶらないと外出を嫌がる、不意に強い光を当てられるとパニックを起こす、などの行動がみられる。一方で、本人が無関心な感覚に対しては、極端に鈍麻する場合もみられる。

ＡＳＤのなかには、機械的記憶や計算能力で並外れた才能を示す者がみられ、これは

「サヴァン症候群」とよばれている。映像記憶があり写真を一度見ただけで詳細に描き起こすことができる、膨大な数字の暗算を瞬時に行う、音楽などで並外れた才能を示す、などがある。この症候群の本来の定義は、「知的障害を伴う発達障害において、上記のような特殊な技能を示すもの」とされていたが、現在では知的障害を伴わないケースにも使用されるようになった。

4・ADHDとASDの見分け方

ASDとADHDは歴史的には異なる背景から形成された疾患であり、従来の診断基準では併存は認められていなかった。ICD-10（WHOの診断基準）およびDSM-Ⅳ（アメリカ精神医学会の診断基準）では、両者の併存を認めず、両方の特性を持つ場合は、ASDの前身である広汎性発達障害の診断が優先されていた。

しかし、多くの臨床での知見や研究が進むにつれ、両者の特性を持つ症例が少なくないことが広く認識されて、2013年に刊行されたDSM-5より、両者の併存診断が可能となった。

ＡＳＤとＡＤＨＤの症状は、診断基準上では異なっているものの、実地臨床では共通している点が多い。こうした類似性が、両者の本質的な類似性によるものか、あるいは、見かけ上類似することになったのかについては議論が分かれている。臨床的には見かけ上の類似が多く、真の併存は高頻度ではない。

(1) 不注意

ある状況下で注意を向けるべき対象に対し、適切に注意を持続させることが難しいのがＡＤＨＤの特徴であるが、ＡＳＤでも類似した症状が現れることがある。ＡＤＨＤにおいては、こうした特徴は、注意の持続が困難であることに端を発しており、変化の少ない環境下では、同じことに長時間注意を向けることに飽きてしまい、集中力が低下する傾向にあることから説明できる。

一方、ＡＳＤにおいては、感覚過敏性などにより、煩雑に入り込む視覚情報や聴覚情報を適切に処理できず、結果として本来注意を向けるべき情報に対して反応することができないことが考えられる。また、こだわりの強さから、自身の興味や関心が向かないことに対しては、そもそも注意を持続させようとしないため、不注意症状を露呈することがある。

このようにメカニズムは異なっていても、一見したところ、両者とも類似した不注意症状を示しやすい。

(2) 衝動性

衝動性は、ADHDの診断基準に示されている基本的な症状である。

一方、ASDでも同様の症状がみられることが多い。実は衝動性による問題行動は、ASDにおいても頻度が高い。彼らは混乱してパニックになりやすく、そのあげく衝動行為に至りやすい。

また一方的に喋りすぎることはADHDでみられることが多い特徴であるが、ASDにおいても興味を持つ事柄についてはいつまでも話し続けることがあり、区別がつきにくい。

(3) 対人関係、コミュニケーションの障害

ASDでもADHDでも、しばしば相手とのコミュニケーションにおいて障害を示すことがある。

ASDは、相手の立場に立った心理的理解や感情への配慮が不得手である。

一方、ＡＤＨＤも、一見すると同様の特徴を認めることがある。ＡＤＨＤにおいては、感情の理解が不得手というよりも、関心の低さや不注意からそのような現象が生じてしまうことがある。つまり、相手の感情について考えることをせず、余計なことを言ってしまうのである。不注意症状から、相手の会話に集中して耳を傾けることができず、コミュニケーションエラーが生じやすい。また、衝動性から、「ついうっかり」状況になじまない発言をして場の雰囲気を乱したり、ひとたび話し出すと、止まらずに一方的に話を続けてしまったりすることがある。さらに、感情を爆発させてしまう例も少なくなく、衝動的に他者の会話に入り込むなどして反感を買ってしまうことがある。

こうした失敗の積み重ねが対人関係を不安定なものにしやすく、表面的にＡＳＤに類似した対人コミュニケーション障害を呈することがある。対人交流が活発であったＡＤＨＤの当事者が、失敗を重ねる中で、他者に対して心を閉ざしてしまうことも珍しくない。

(4) こだわり

特定の事物へのこだわりや自分の行動パターンへの固執は、ＡＳＤの基本的な症状である。一方でＡＤＨＤでも、似たような特性を示すことがある。ＡＤＨＤの人はある特定のことがらに熱中しやすく、時に過剰集中的に取り組むことがある。こうした様子は、「こだわり」の強さにも見えるため、ＡＳＤと区別が難しいこともみられる。

さて、準備が整ったところで、さっそく具体例を見ていこう。

第1章

中高生——受験エリートたちのコースアウト

受験エリートたちのコースアウト

しばらく前の時代、不登校や引きこもりといった現象はどちらかというと特殊な現象で、その生徒や家庭環境に何らかの「問題」が存在するものと考えられていたように思える。実際、親によるネグレクトや家庭内暴力、あるいは経済的な問題が背景にあるケースが少なからずあったことは事実で、現在もそうした問題は以前と変わらずに存在している。

その一方で、１９９０年代の後半以降、不登校や引きこもりがより「一般化」するにつれて、これまでは目立たなかったパターンが認められるようになった。それは、一見したところ、「普通の家庭の普通の生徒」のケースである。「普通の家庭」といっても、経済的には比較的豊かであり、両親の知的レベルは高く、当事者の生徒も優秀な能力を持っていることが多い。つまり明らかに質的な変化がみられ、過去には問題になることがあまりなかったような子供のケースが、最近になり目立つようになったのである。

恵まれた環境にあるはずの彼らが、簡単にコースアウトしてしまう。急に学校に行かなくなり、あるいは行けなくなり、自室に引きこもってしまう。彼らは一日中ゲームばかりしていることもある。何もしないで、ただ部屋に閉じこもっていることもある。学校には行けないが、ディズニーランドにだけは欠かさず通っているという女生徒もみかけた。

発達障害の専門外来を担当していると、そういったタイプの生徒と頻繁に出会うことになった。彼らの多くはＡＳＤ（自閉症スペクトラム障害）やＡＤＨＤ（注意欠如多動性障害）の特性を持っていたが、知的には優秀な人たちである。また、知人の医師や編集者から、彼らの子供の不適応の問題で相談を受けることも多くなったが、その多くは何らかの発達障害の特性を持っていた。

ＡＳＤやＡＤＨＤの特性を持つ子供は、勉強などについて生来高い能力を持っているものの、現在の学校の制度の中では、思春期の時期に不適応になりやすい。この不適応を誘発する要因として、中高の規則の厳しさがあげられる。受験勉強についてはゲーム感覚で苦労なく乗り切ることができたが、気乗りのしない学校の授業にはまったく手を付けようとしないというケースもみられている。

こうした中で、全例が良い経過をたどるというわけではないものの、いったんメンタルダウンしコースアウトしても、どこかの時点でリブートし再チャレンジに成功するケースが少なからずみられている。ここではそういった例について報告したい。

症例1
裏目に出た正義感（ASD）

「きまりは守らないといけない」

高校1年生であったONさん（男性）が、両親に連れられて精神科の専門外来を受診したのは、10年あまり前のことになる。ONさんは知的な能力は高かったが、就学前の小児期から、本人は意図的にしているわけではないにもかかわらず、頻繁にトラブルを巻きおこす問題児だった。

彼は、医師をしている父親が留学していた時期にヨーロッパで生まれ、1歳時に帰国している。乳児期に言葉の遅れがみられたが、2、3歳ごろより急に活発に喋り出した。またこの時期から、皮膚感覚の過敏さなど、感覚過敏の特性が認められた。ONさんは幼稚園に入ってから、周囲との軋轢が目立つようになった。このような特性は、ASDにおいてよくみられる特徴である。

幼稚園のころからONさんは、何よりも正義感が強かった。他の子供が幼稚園の規則を破ることがまんできずに注意することを繰り返したため、よくトラブルになった。このため、周囲から「うるさい奴」と思われて、他の子供から嫌がらせを受けた。ある時には、鍵のかかる部屋に閉じ込められたこともあった。この時には、部屋の窓を割って外に出たため、かえって本人が幼稚園から非難されることになった。

両親は、この時の幼稚園の対応に不信感を持ったため、ＯＮさんを他の施設に転園させた。移った幼稚園でしばらくは穏やかに過ごしていたが、間もなく他の子供との関係に同じような問題が生じた。ＯＮさんが、遊び時間になっても教室にもどらない園児に注意するようになったためである。

本人は、「きまりは守らないといけない」という正義感から注意していたのだったが、この時の幼稚園の担任は、ＯＮさんが他の子供にけんかを売っていると解釈した。そのため、ＯＮさんは、かえって何度も怒られることになった。この担任の教師は、ＯＮさんと「うま」が合わなかったようで、その後も嫌がらせのような対応をすることがあった。

彼は、幼稚園でもその後の小学校でも、担任の教師との関係は極端になることが多かった。ＯＮさんの性格や個性を認める教師もいる一方で、はなから「変わった子」と問題児扱いし、彼のさまざまな言動に対して悪意を持って対応されることもまれではなかった。

小学校は私立の一貫校に入学した。系列の中学、高校が併設されているエリート校である。当初はまじめな優等生として扱われ、担任との相性も問題はなかった。しかし幼稚園のころと同様に、正義感から他の生徒とぶつかることがたびたびあった。ONさんは相手に手を出すことはなく言葉で注意するだけだったが、逆に鉛筆で手を刺されるなどの反撃に遭った。一部の生徒からは、「うるさい面倒なクラスメート」と思われていた。

小2のとき、弱いものいじめをしていた生徒Kに対して、力ずくでいじめを阻止しようとした。このときいじめをしていたKが「首が痛い」と大騒ぎした。さらにKの母親が話を拡大し、「ONさんから首を絞められるなどの暴力を受けた」とあちこちに言いふらした。この話が学校中で広まり、ONさんの親しい友人までもこの噂を広めていたことがわかり、本人はたいへんなショックを受けた。小3のときにも、似たような状況で親友からの裏切りに遭っている。

それでもONさんの成績は優秀で、クラスの行事などには熱心に参加していた。けれども友達関係などでストレスが強くなると、「道路のきまったタイルを踏む」などのこだわりの症状（強迫症状）が出現するようになった。「死」という言葉に執着した時期もあった。

生活面では一見きちんとしていたが、ものぐさで身なりなどに構わないところがあり、母がいつもサポートしていた。翌日の学校の準備ができるようになったのは、5年になってからである。それまで家では、時間割を揃えたり宿題をしたりすることが、一人ではできなかった。一方で自分の興味のあることには熱心で、当初は漢字おたくであったが、その後は素数に関する証明や元素記号などに強い関心を示した。

規則、漢字、素数へのこだわり

ONさんは、どのように診断されるだろうか。彼の経過をみると、いくつかの行動パターンや特性は、ASD（自閉症スペクトラム障害）と一致しているようである。

前述したように、ASDは発達障害の代表的な疾患で、「対人関係、コミュニケーションの障害」と「特定の物事への過度のこだわり」が主な症状である。ASDは従来の「自閉症」と「アスペルガー症候群（アスペルガー障害）」を包括した疾患である。高名な科学者であるアインシュタインや、哲学者のヴィトゲンシュタインはASDの特性を持っていたことが知られている。最近では、台湾のコロナ対策で有名になったオードリー・タンにも、明らかなASDの特性が認められる。

ONさんに言葉の遅れがみられた点は、ASDに特徴的である。言語の発達が遅れ、3

歳ごろになって急に喋り出すという経過は、知的能力の高いＡＳＤに典型的なものである。感覚過敏の症状もＡＳＤにはよくみられるものであるし、さらにＯＮさんには、いわゆる「こだわり」の症状が認められた。

彼は就学前から「正義派」で、他の子供が規則を守らないことを見過ごすことができずに、注意することを繰り返していた。こういったこだわりの強い行動パターンは、全例にみられるものではないものの、ＡＳＤの特性を持つ人にしばしばみられる特徴である。ある30代のＡＳＤの女性はＯＮさんと同様に公共のマナーに厳しい人であったが、電車の車内において携帯電話で大声で話していた若い男性に注意をしたところ、相手が逆ギレし、突き飛ばされてしまったという。

さらに、ＯＮさんの漢字や素数に熱中したというエピソードも、ＡＳＤの特性に矛盾しない。ＡＳＤの人は、さまざまな事物にこだわり熱中し、収集したり、記憶したりする。自分の好きな自動車や電車の図鑑を丸暗記する人もいれば、ＯＮさんと同様の漢字マニアの人は他にも存在している。あるＡＳＤの男性は、小学生のころ漢和辞典が愛読書で、難しい字画の多い漢字を見ることが何よりも楽しかったという。

このように、ＯＮさんには、ＡＳＤの特徴が濃厚である。しかしながら、ＡＳＤの基本的な症状である、「対人関係、コミュニケーションの障害」という点はどうだろうか。彼が「正義派」の文脈で発する言葉は、相手の気持ちを考えていないし、「空気が読めないもの」であっただろう。けれども、ＯＮさんは学校の中では、一定の対人関係が維持できていたし、クラスの仕事もこなしていた。時期にもよるが、ある程度の親しい友人はいた。

このように考えると、ＯＮさんにはＡＳＤの診断には該当するものの、「対人関係、コミュニケーションの障害」については比較的軽度であったと考えられる。

系列校に進学せず、全寮制の高校へ

ＯＮさんは、系列の中学校に内部進学したが、調子のよくないことが多くなった。登校はぎりぎりの時間となることがしばしばで、遅刻することも増えた。小学校の時よりも授業は単調なものが多くなり、またクラス内の私語によって、勉強に集中できないことが続いた。交友関係は安定せず、以前から対立していた生徒とのトラブルに加えて、クラスの中で仲間はずれにされることもみられている。学校のトイレにこもり、ずっとゲームをしていることもあった。

思春期の心性によるものと考えられる部分もあるが、家庭ではいらいらすることがよくみられ、母親にあたることが増えた。暴言を吐き、家の壁を壊すこともあった。アイドルグッズや文具の収集、あるいは推理小説に熱中することもあったが、いずれも一時的だった。中2の夏ごろより学校に遅刻することが頻繁になり、欠席も増えた。定期試験を欠席したこともあった。

中3になるとさらに休みが増えて、ほぼ不登校の状態となった。清潔さにこだわり強迫的な手洗いの回数が頻繁で、入浴時間も長くなった。自室に引きこもり、一日中、ゲームに没頭していた。保健室に登校し、学校のスクールカウンセラーと面談することもあったが、通常の授業の欠席は続き、試験も受けなかった。父の知り合いの児童精神科を受診し投薬も受けたが、状況に変化はみられなかった。

このような状態が続くため、両親は系列の高校への進学を断念し、中3の3学期、ONさんは九州地方にある全寮制の中学に転校し、その系列の高校に進学した。心機一転、新しい学校でやり直せると本人も親も考えていたが、そううまくはいかなかった。

入学早々、ONさんは他の生徒から言いがかりをつけられ、根拠のない噂を流された。高1の7月ごろからは休みがちになり、夏休みは実家でゲームと動画鑑賞にあけくれた。2学期になっても登校できず、母親が現地に滞在してサポートを試みた。別の児童精神科を受診したが、医師から「怠け者」と叱責されてしまう。さらに精神科病院に入院して「内観療法」を受けたが、これにも効果がなく、途中で病院から無断退去して退院してしまった。

大学進学で大きな変化

このような状態のとき、ONさんは私の勤務する病院の専門外来を受診した。高校1年の冬に全寮制の高校は退学し、地元の高校に転入していた。今度の高校は、幸いなことに初期にトラブルはみられなかった。清潔さへのこだわりが強く入浴に1時間以上かけることもあったが、勉強に対して意欲的となり、欠席も少なくなった。それでも、ゲームと動画には熱中していた。

しばらくの間、高校への適応は良好でほとんど欠席しないで登校ができていた。学校でうまくやれるようになったのは、本人によれば、「余計なことを言わないように注意している」からだという。本人の心配ごとは、入浴の時間の長さで、清潔、不潔へのこだわりに強いものがあった。当時、ほとんど毎日2回は入浴し、1回の入浴時間は1時間以上をかけていた。

このような強迫症状に対して、これまでも他の病院からさまざまな投薬を受けていたが、いずれも効果ははっきりしなかった。そこで以前に投与されたことのないSSRI（選択的セロトニン再取り込み阻害薬）を開始した。SSRIは代表的な抗うつ薬であるが、うつ病以外にも強迫性障害に有効であることが知られている。この薬物療法の結果、2〜3か月で清潔さに対するこだわりが減少し、入浴も日に1回、比較的短時間ですますことができるように変化した。ティッシュペーパーの使用量もかなり減らせるようになった。

高2の時期においては、ONさんに大きな不適応はなかったが、気分変動はしばしばみられていた。気分が高揚してハイテンションになり、何時間も連続してゲームを続けたり、一人で歌を歌ったりするかと思えば、気分がさえない時期には、何もしないで長時間横になっていることもみられていた。いらいらすると、家で奇声を発することもあった。それでも学校を休むことはなく、学級委員をしていた時期もあった。

だが冬になり、調子を乱すことが多くなった。ONさんは「学校に行けない、行きたくても行けないなら、死にたい」と言って家に引きこもり、ゲームばかりするようになった。父親に反発し、その反動から母にまとわりついた。「今の学校の授業を受ける価値がない」と主張し、結局高2の3学期に退学し、通信制の高校に転校した。

通信制に転校してからも、「課題が多すぎる、スクーリングがいや」と不満は絶えなかったが、ONさんは大学に進学したいという希望は持ち続け、高3の秋に、ある私立大学の2部の情報処理を専門にした学科に入学が決定した。

大学生活がどうなるか周囲は不安だったが、その後は驚くほど順調な経過となった。大学の午後からの授業は本人のリズムに合っていたようで、ほとんど欠席することなく出席し、成績も優秀だった。もっとも空いた時間は、すべてゲームをして過ごしていた。

大学卒業後は、母校の大学院に進学した。修士課程を無事に卒業した後は、就職試験で複数の会社と公務員試験に合格し、自分で選んだ大手のIT企業に就職した。その後現在まで数年間安定した勤務を継続している。リモート勤務が多く、対人接触の少ない業務は本人の特性に合っているようである。

◆再生のポイント：家族のサポート

不登校と転校を繰り返したにもかかわらず、ONさんの大学入学以降の経過は順調そのものであった。これは担当医の私だけではなく、家族にとってもうれしい誤算だった。

このように良好な社会適応が得られたのは、もともとの本人の能力が高かったこと、家族、特に母親が不適応の続く時期にも愛情を持ってサポートを継続したことに加えて、正しい診断のもとに適切な投薬を行ったことによるものと考えられる。現在でも少量であるが、SSRIの服用は継続している。

家族関係では、思春期以降、父親との関係が悪化していたため、父には本人との接触を少なくすることと、同じ叱責を繰り返さないように依頼をした。この点について、母親がうまくコントロールしてくれたため、本人が家族内でストレスを感じることが少なくなり、よい効果があったと考えられる。また高校から大学にかけての、本人の人間的な成長も、適応の改善に関連していると思われた。

症例2 人見知りの進学校生徒（ASD）

チックと過敏

KUさん（男性、初診時10代）は、幼児のころからチック症状があるとともに人見知りが激しく、友達はほとんどできなかった。また音に過敏で、周囲の騒音にいつも恐怖心を感じていた。小学校では低学年から反抗的な態度のため、教師とのトラブルが絶えなかった。

ある時、授業中に図鑑を読んでいたため教師から怒られたが、ＫＵさんは逆に「自分が読みたいから読んでいるのだ」と、真っ向から教師に抵抗した。彼は自分の主張を変えないことが多く、クラスの友達から違う意見を言われるとすぐに反論した。また電車が好きで、家ではいつも一人でプラレールで遊んでいた。

ＫＵさんは地元の公立の中学に進学したが、成績はトップクラスで特に問題を起こすことはなかった。やはり友達はごく少数で、一人でいることが多かった。けれども本人はそれを気にする様子もなく、むしろ対人関係をわずらわしく感じているようだった。

中学の通知表には、次のようにやや厳しめのコメントが記載されている。

「当番、係活動、日ごろの学校生活については、自己評価と先生の受けている印象にまだひらきがあるようです。謙虚さをもって自分を見つめ伸ばしていきましょう」

「係、当番の仕事も頑張りましょう」

「目標に向かい自分で頑張れるところは良いところです。次は周りのことも気を使えるようにするともっと成長するでしょう」

彼は掃除当番などをしなければならないことに納得しておらず、教師に「どうしてこれをしないといけないのか」と聞くこともあったため、教師からは生意気で言うことを聞かない生徒と見なされていた。

高校では私立の進学校に入学したが、周囲と馴染めずほとんど友人もできずに間もなく不登校となった。自室に引きこもり、一日中ゲームをして過ごした。まもなく高校を中退し、通信制の高校に転校した。家族が心配して精神科を受診させたが状態に変化はなく、「外出や人との関わりが面倒、面倒なことはしたくない」と通院は中断した。

KUさんは通信制の高校を卒業後、1年浪人してある大学の心理学科に入学した。それほどレベルの高い学校ではなかったので、大学の授業は問題なくこなしていけたが、自ら普通の会社員になるのは無理だと自覚して、税理士の資格取得を目指して勉強した。試験の一部には合格したものの、最終的には挫折してしまい、「働く意欲がない」ということを訴えて、近所の精神科を受診した。そこでは「回避性パーソナリティ障害、社交不安障害」と診断されている。

その後、KUさんは私の勤務する病院に転院した。KUさんの診断は、前述のONさんと同様にASDであると考えられた。ただしKUさんはONさんよりは自閉的な特性が強く、他人との関わりはできるだけ持たないことを望んでいて、実生活も家族以外との交流はほとんどなかった。診療においては、ASDのそのような特性を尊重し、一般的な人付き合いや対人関係の改善を求めることはしなかった。

ところが、受診してからの経過は、予想外に順調だった。これは「変化を好まない」自らの特性をよく理解し、変化が少ない、あるいは変化が少ないように配慮してくれる施設と勤務先を選択できたことが要因として大きいようであった。また少量のSSRIの服用も、こだわりの強さに対して有効だった。KUさんは医師の指示をしっかり守って服薬を継続した。

KUさんはしばらく作業所へ通所した後、障害者枠で一般企業に就職し、事務作業に従事した。担当業務は、会議の資料の作成、経費の集計やマニュアルの作成などだが、KUさんにとって負担になるものはなかった。KUさん自身も、より高いレベルの業務を希望しなかった。会社側は本人が働きやすいように配慮し、対人的な受け答えが苦手なKUさんは電話応答は免除してもらえた。

残業もなくルーチンワーク中心の生活はKUさんにとって負担が少なく、すでに5年あまり仕事は継続できている。もっとも仕事以外の時間は、すべてゲームにあてられていて、平日の夜も休日もほとんどゲームづけの生活を続けている。「仕事へのモチベーションは、ゲームをするための資金を得ること」と話していて、現状を変えようという気持ちは持っていない。

◆再生のポイント：自分の特性を自覚する

ＫＵさんの本来の能力からすれば、現在の仕事は物足りない業務であり、今以上に「やりがい」のある仕事をすることも可能と考えられる。けれどもＫＵさん本人は現在の生活に満足しており、生活に変化が生じることを希望していない。周囲からみれば仕事以外はゲーム三昧の生活は非常識に見えるかもしれないが、ＡＳＤの人においてはこういう生き方も肯定すべきものと思われる。

彼が不登校の状態から再生できた点については、自分の特性を自覚し、自分に合った仕事の環境を選択したことがもっとも重要であったと考えられる。

症例３
女子大附属校の落とし穴（ＡＤＨＤ）

中学受験でお嬢さん学校へ

ＴＪさん（女性）は中学1年生。都心にある私立の女子中、Ｍ校の生徒である。私立中の偏差値的には、都内の女子校で5番手から6番手程度の難易度の高い学校である。

父は勤務医、母は出版社勤務の会社員で、経済的には恵まれていた。3歳年上の兄も、私立の進学校に在学している。ＴＪさんは兄が通っていたのと同じ有名進学塾に小3のころから通学し、中学受験を目指していた。進学塾では、小5のはじめごろまでは家で勉強をしなくても上位のクラスにいられたが、次第にしっかり予習復習をしないと塾の授業についていけなくなった。成績も下降し、順位別のクラスでは、6つある中で一番下か、下から2番目のクラスに振り分けられた。

おとなしい性格で騒いだりすることはなかったので、目立つことはなかったが、ＴＪさんは小学校のころからじっと座って授業を聞いているのが苦手だった。集中力がすぐにとぎれるし、先生の話が頭に入らなかった。姿勢も悪く、どこか体を動かしていないと落ち着かなかった。それでも学校の授業程度であれば、あまり勉強をしなくても問題なくこなせたが、難しい受験の問題は簡単には理解できなかった。

小5の終わりごろになると、ＴＪさんは塾をさぼるようになった。行ったふりをすることもあったが、両親とも家にいないことが多かったので、たいていは自分の部屋でごろごろしてマンガを見ているか、ゲームをして過ごしていた。こういう状態が続いていたため、小6の2学期に両親は「塾も受験もやめよう」と本人と話し合ったが、TJさんは「受験はどうしてもしたいし、塾も続ける」と主張し、そのまま中途半端な状態が持続した。

結局、TJさんは十分に勉強しないまま、受験を迎えることとなった。第1志望には不合格だったが、それでも第2志望であるM校には運よく合格した。M校では友達もすぐにできた。だが、実はこの時が彼女の試練の始まりだった。

受験勉強には向いていたものの……

入学したM校はお嬢さん学校として知られていて、高校、大学も併設されていた。かつては、のんびりした学校生活を送り、系列の学校に進学する生徒が大部分であったが、最近は事情が違ってきた。

高校までは内部進学する生徒が大部分であるが、この数年、大学受験においては、外部の有名大学を受験する生徒が半数を超えるようになったのである。これは、学校側が教育方針を変えてきたことが根底にあった。

学校側は従来の「女子校」的体質から転換し、受験校化を目指していた。都内の中学受験では、いわゆる「御三家」をはじめとする進学校と、有名大学の系列校がランキングのトップを占めている。女子大の系列校のレベルが低いということはなかったが、「上の下」から「中の上」といった序列で、受験しないで大学まで進学できるということで穏やかな雰囲気の校風が多かった。

ところが最近になり、少子化などの要因のため、学校法人が生き残りをはかり、女子大附属校の進学校化が顕著になった。ＴＪさんの通うＭ校も同様であった。ＴＪさん本人は勉強をしっかり地道にこなしていくタイプではなく、むしろのんびり学校生活を送ろうと思っていたが、入学した学校は予想していた所とは異なっていた。

このＴＪさんと同じようなケースは、他にも少なからずみられている。受験勉強において発達障害の特性は有利に働くこともある。過剰集中的な勉強の仕方は、受験には役立つし、並外れて記憶が優れているケースもみられるからである。けれども中学や高校での勉強は、地道な勉強の積み重ねが求められる。「勤勉さ」「真面目さ」を第一に要求される学校生活で、彼らは取り残されることになりやすい。

不登校の始まり

ＴＪさんの問題は学校の勉強にあった。そもそもＴＪさんには、真面目に毎日予習復習をするという習慣がなかった。それにもかかわらず私立中学の勉強の進み方は早く、どの教科も必ず宿題があった。

初めのうちは、文句を言いながらも宿題や課題をこなしていたが、それもすぐに限界になった。学校から帰ってすぐに勉強に取り組んでも、簡単には課題をこなせなかった。そもそも集中力が続かず、だらだらと机に向かっていたので、能率も悪かった。

やがて6月ごろには、夜遅くまで起きているようになり、それでも次の日に課題が間に合わないことが多くなった。学校に行くのが面倒になり休む日が増えたが、そういう状態のまま夏休みに入った。夏休みはやはりだらだらと過ごし、遅れを取り戻すことはなく2学期になった。夏休み明けも学校に行けない日が続くことになった。

12月になっても、不登校は持続した。このまま不登校を続けてM校に在籍していても、「中卒」は認められるが、系列の高校への進学はできないとのことだった。転校する場合は、公立中学と他の私立の選択肢があった。ＴＪさんは自分でインターネットを調べて、中国地方にある全寮制の中学に転校したいと主張した。はじめ両親は不安に思い、なかなか認めなかったが、最終的には本人の強い希望に従った。

TJさんは2年間、中国地方の田舎町で寮生活を送った。集団生活について不満が募るのではないかと両親は懸念したものの、予想外に問題なく経過した。何人か友達もできたようだったが、それでも地方での一人暮らしは寂しかったようで、高校からは東京に戻りたいと主張した。本人の希望で上位の都立高校を受験するが不合格だったため、最終的にはスクーリングが比較的多い通信制の高校に入学した。

結果的には、この選択が彼女には合っていた。スクーリングは1〜2週に1回だったが、その程度であれば無理なく参加可能だった。勉強の遅れは心配だったが、地頭の良さと要領でそれなりにこなし、単位を落とすことはなかった。もっとも、課題の提出はぎりぎりのことが多かった。

TJさんは高校在学中に、AO入試で運よく難易度の高い女子大の社会学部に合格した。彼女は現在は大学在学中であるが、それなりに順調にカリキュラムをこなし、アルバイトにも週に数回行っている。

◆再生のポイント：進学校の退学も選択肢のひとつ

経過を通じてTJさんは病院を何度か受診していて、ADHDと診断されている。一時は投薬も受けていたが、間もなく中断している。投薬の効果はみられたが、面倒だといって本人が飲まなくなってしまった。

このTJさんの例のように、多動が目立たず「集中力が続かない」などの不注意症状が中心のADHDにおいては、知的能力が一定レベル以上であれば、問題がなかなか顕在化しないことも多い。

TJさんの場合、入学した中学がもっとのんびりしたひと昔前の女子校であったなら、不登校になることもなく経過していた可能性もある。他のケースにおいても、課題の量が多くしばりの強い中学・高校では不登校や引きこもりなどの不適応が続くものの、通信制の高校や大学では落ち着きを取り戻す例がしばしばみられる。したがって、親としては心残りがある場合が多いと思うが、本人の安定のためには入学した学校を退学することが重要な選択となることも少なくない。

さらに一言追加すると、このような状態が認められることは、現在の多くの中学や高校において、「標準」からはずれた発達障害の特性を持つ生徒を扱える余裕が失われていることを示している。

症例4
成績上位のバレエ女子（ADHD）

過食が続く

ＫＳさん（女性、初診時10代）は、子供のころはおとなしかったが、忘れ物が多くたびたび教師に注意されていた。片付けも苦手で、持ち物の整理ができなかったりした。勉強をしようとしてもすぐに忘れてしまったり、あるいは頑張る気力が続かないため、長続きしなかった。問題行動はなかったが、急に感情的になりかっとすることがみられている。それでも中学時代までは学校生活に大きな問題はなく、成績は上位であった。

高校は自らの希望で、バレエのコースのある学校を選んだ。将来はダンサー志望で、個人レッスンも開始した。ところが思っていたよりも練習が厳しく、ストレスで過食になり体重が維持できなくなった。いらいらして大声で叫んだり、ものにあたったりするようになった。バレエの練習を休むようになり、勉強も手につかなくなった。

それまでKSさんはきちんと学校に通い、バレエの練習も続けていたが、高1の2学期になると、学校の行事でバレエを踊ったことをきっかけに、その練習のストレスで精神的にも体力的にもいっぱいになってしまった。行事には参加できたが、疲れ切ってミスを連発してしまった。その後、家では寝てばかりでバレエの練習にも行けなくなった。一番調子の良くない時期には、入浴さえもしなくなった。

KSさんは、バレエの月謝を飲み食いに使いこんでしまい、バレエ教室はやめることになった。実際、ストレスで過食が続き体重も増加したため、バレエ教室を続けることは難しくなっていた。このころKSさんは私の勤務する病院の専門外来を受診し、服薬をするようになった。投薬はある程度の効果はみられたが、飲み忘れも多く、忘れ物は続いていた。この時期には、食べ物を買いたくて、母の財布からお金を抜き取ったこともあった。

彼女の経過からは、小児期も思春期以降も常に不注意の症状がみられたことより、診断としてはADHDであると考えられた。衝動的な言動がみられる点は、思春期の心性や親や学校への反抗という面とともに、ADHDの特性によるものと思われた。けれどもそういった点を、高校生の時期には、親への反発もあって自ら自覚することは難しかった。

通院を継続する中で、気分的には安定してきたものの、周期的にうつ状態となり、何もかも面倒くさくなったと述べている。学校を無断で休むこともあった。こういう状態のため、学校の勉強にもついていけなくなった。調子の悪いときは家族に反抗的になることが多く、親にあたることもよくあった。

それでも、はっきりしたきっかけは不明であるが、高2の秋ごろからは、自発的にしっかり服薬をするようになった。それに伴って学校を休むことは少なくなり、テストの成績も改善した。高校3年の時期には、一時的にうつ状態になる時期はあったもののおおむね安定した状態で、本人は大学進学を希望した。

受験勉強も頑張りがきき、本人の希望どおりに、舞台美術関係の大学に合格し、問題なく大学を卒業した。その後はイベント会社に就職し、都心の有名ホテルやイベント会場で忙しく働いているが、どんなに多忙でも音をあげることなく、実務をしっかりこなしている。外来にきちんと通院しADHDの治療薬を継続し、安定した生活が続いている。

◆再生のポイント：自覚できる力

KSさんが高校時代の後半から比較的順調な経過をたどれたのは、投薬の効果もさりながら、本人の自覚による面が大きい。個人差はあるものの、多くの場合、高校生から大学生の時期に「転機」は訪れる。思春期的な「反抗」は次第に影をひそめるようになり、考え方は現実的に変化し、大人としての自覚が生じてくることが多い。

発達障害を持つ個人の経過も同様である。このような「転機」をきっかけに彼らは現実を見つめなおすことによって自らの特性や問題点に自覚的となることが多い。このことは治療的にも重要な意味を持っている。発達障害の治療のためには、何よりも本人が自分の課題を認識することが必要であり、それによって不適応が生じる状況への対応策を検討することが可能となるからである。

症例5
超難関校の生徒（ADHD）

じっとしているのがつらい

はじめて発達障害の専門外来を受診したとき、KUさん（男性）は高校2年生だった。彼は、誰でもその名を知っている関西地方の私立の有名校に在学していたが、中学3年時に「学校生活でのつらさ」を訴えて、他の精神科を受診したことがあった。その病院では、

「思春期情緒障害（適応障害）」という曖昧な診断が告げられて投薬を受けていたが、状態は改善しなかった。

振りかえってみると、小学校のときから忘れ物が多く、ものをなくすことが多かった。じっとしているのが苦手で、いつも体を揺すっていた。授業に集中するのは難しかったが、成績は優秀だった。ただしテストでは、ケアレスミスが多かった。友達は少数だったが、孤立することはなかった。

両親のすすめで小学校3年から塾通いを開始した。学校より塾の方が楽しく過ごせたこともあって成績は上昇し、中学受験では第1志望の中高一貫校に合格した。自由な校風の学校だったが、どこか馴染めないところがあり、通学に時間がかかることもあって、学校生活を好きにはなれなかった。

中学に入学してからは、勉強に興味がわかなくなった。試験で赤点のこともあった。授業中にじっとしているのがつらく、友人関係も負担だった。中2になると、学校を休む日が多くなった。家を定刻に出ても学校には行かずに、電車に乗って時間をつぶした。中3になると登校する日は増えたが、腹痛と下痢を繰り返す過敏性大腸症候群を発症し休みがちになった。

高校に進学しても、同じような状態が続いた。毎週1〜2日は欠席していた。勉強はほとんどしなかったため、成績は最下位に近いものだったが、大学には進学するつもりで塾には通っていた。ただ、学校側からは、このままだと卒業できないかもしれないと告げられ、発達障害の専門外来を受診することになった。

病院には母と2人で受診した。父親は有名国立大学卒のエリート商社マンで、海外に単身赴任中だった。母親はどこか落ち着きのない雰囲気の女性で、息子がいかにたいへんな状態であるかをまとまりなく話し続けた。本人は物静かで真面目そうな様子で、学校を頻繁に休んでいるようには見えなかった。

小児期からの経過から、診断的にはADHDと考えられ、本人と家族が希望するのであれば投薬による治療も可能であることを告げて、ADHDに対する薬物療法について一般的な説明を行った。KUさん本人は、今の状況から少しでも良い状態になるのならば、ぜひ薬物療法を受けたいと話し、母親は逡巡しながらも同意をした。そこで、アトモキセチンというADHDの治療薬を少量から漸増して投与を行った。

アトモキセチンは20㎎から開始し、最終的には1日100㎎の投与を行った。結論から言えば、この薬物の効果は著明だった。少量投与の段階でも、「考えが落ち着いてきた。

本を集中して読めるようになった」という。

80㎎に増量した時点では、夜型だった生活のリズムが改善し、ほとんど休まずに学校に行けるようになった。感情的にも安定し、いらいらすることがなくなり、遅れていた勉強に集中できるようになった。本人の言葉では、「薬を飲む前の2倍あまりの集中力」が出てきたと述べている。遅れていた勉強を取り戻すために、母親も協力して受験勉強に取り組んだが、現役のときにはブランクは取り戻せず、志望校には合格できなかった。

それでも1浪後には、父の母校の国立大学は不合格だったものの、第2志望であった難関私大の経済学部に合格した。後期の国立大学にも合格したが、私大の経済学部を選んだ。入学後は行き詰まることもなく、ビッグデータの解析を専門として、大学院への進学も果たした。病院への受診は継続し、アトモキセチンの服薬を続けている。

◆再生のポイント：専門外来を受診する

KUさんは元来の能力は高いものがあったが、ADHDの症状によって不適応となり、不登校の状態が持続していた。このため、勉強もかなり遅れていて、高校卒業も危ない状況だった。当初受診した病院では的はずれの診断結果であったが、専門外来を受診後、正しい診断のもと、投薬を行うことによって、ＫＵさんの状態は見違えるほど改善を示し、本来の能力を発揮できるように変化した。

最初に受診した病院の医師にＡＤＨＤの知識がなく、適切な治療が行えなかったことは残念である。現状においては、ＡＤＨＤを適切に診断できる精神科医は限定されているのが事実である。

症例6
統合失調症と誤診された全寮制進学校生徒（ＡＤＨＤ）

集団行動が苦手でいじめに遭う

ＫＲさん（男性、初診時10代）が発達障害の専門外来を受診したのは高校2年生のときで、前にかかっていた医師の診断書には、「統合失調症」という病名が記されていた。ＫＲさんは全寮制の進学校の生徒だったが、授業を欠席することが続き、このままの状態では3年に進級できそうにもなかった。

中学3年のときに肥満気味の体形のことでいじめに遭い、学校を転校している。それ以来メンタルクリニックに通院していたが、他人とすれ違ったり人混みにいたりするときに、他人が自分をじろじろ見て太りすぎだとあざけっているように感じるようになった。

一時、自分を非難する声が聞こえるように思い、それをクリニックの医師に話したら統合失調症かもしれないと診断されて、薬の量が増えた。薬が増えても状態は良くならず、かえって勉強が手につかなくなった。

幼児のころからどこか変わっていると言われていた。確かに、遊び方が他の子供と違っていて、他の子供の遊びを楽しいと思えなかったため、一人でいることが多かった。小学校では少数の友人はできたが、集団行動が苦手でいじめにも遭った。忘れ物が多く、ものもよくなくした。母が学校まで忘れ物を届けることもたびたびあった。

小学校の通知表には、以下のような担任の記載があるが、この時期より、不注意さ、集中力の障害がみられたことが読み取れる。


小１：話すときと聞くときの区別がはっきりつけられるように指導していきます。

　　：静かに人の話が聞けるよう指導していきます。

　　：授業中と休み時間の区別がつけられるよう期待しています。

小2：授業中の態度に気を付け、丁寧に字を書くように指導していきます。
：友達のせいにしないで、素直に人の話が聞けるように指導していきます。
小3：文章や文字の書き方に丁寧さを欠く。
：今後の課題は集中力と字をていねいに書くことです。

ＫＲさんは中学以降も他人とコミュニケーションがうまくとれず、同世代の人と考えや行動パターンが異なることに悩んでいた。学習面においては、勉強への意欲はあったが、集中することが難しかった。ケアレスミスはもともと多かったが、メンタルクリニックの薬剤を服用することでさらに増えていた。

専門外来では、ＫＲさんはＡＤＨＤと診断された。本人もその診断に納得がいったようだった。眠気や集中力の低下は服薬中の抗精神病薬の副作用であると考えられ、これを減量して、ＡＤＨＤの治療薬を新たに開始した。

この投薬の変更が予想以上の効果を示した。ＫＲさんは集中力が改善し受験勉強がうまくいくようになり、翌年の大学受験において、第１希望だった美術大学の映像学科に合格することができたのである。

高校までの状態と違って、大学に入学してからのＫＲさんは、生き生きとした学生生活を送れるようになった。対人関係を苦手にしていたにもかかわらず、映像の集団制作の課題においては、積極的にリーダーシップをとれるようになった。学内のスポーツサークルにも参加したため、相当忙しい毎日だった。

本人の興味は映像制作にあったが、教師から才能を認められ音楽の作成も任されるようになった。そういった中で、本人は本気で映画監督を目指し、大学卒業後には、米国へ留学することを考えるようになった。

当初は夢物語と思えたが、多忙な学生生活の中で、自分でいろいろと調べて、米国の大学の映像制作学科へ留学することに成功した。現在米国に行ってから数年になるが、いろいろと苦労しながらも、充実した毎日を送っている様子である。ただしＡＤＨＤの治療薬の服用は続けている。

◆再生のポイント：束縛の少ない環境

この症例においても、正しい診断と適切な投薬は重要であったが、「時期」と環境の問題も本人の回復に関連していた。つまり他のケースと同様に、ＫＲさんも大学生の時期において精神的な安定が得られ、大学生という比較的束縛の少ない環境が良い方向に作用したことによって、良好な適応が得られた。

逆に言えば、高校までの束縛の多い環境が彼の不適応を助長していた。さらに当初受診したメンタルクリニックでの誤診が、彼の状態を悪化させていた。

症例7
都立上位校からドロップアウト（ADHD）

「解離」で意識を失う

遅刻や欠席について、公立の学校ではある程度寛容だと筆者は思っていたが、最近ではどうもそうではないらしい。私立の学校よりも、むしろ対応は厳しいようである。

MAさん（女性、初診時10代）は、保育園のころからどこか変わった子供だった。手がかかるということはなかったが、教師の指示に従わず、一人別行動をすることが多かった。

小学生のときに視力低下を指摘され大学病院の眼科を受診したが、学校でのストレスによる「心因性」の症状と診断され、治療は行われなかった。担任の教師とうまくいかないことが原因で、円形脱毛症になったこともある。周囲に合わせることが苦手で、体調不良の訴えによって保健室に行くことが多かった。

小学校では忘れ物が多かった。ランドセルを家に忘れて登校したこともあった。自分のものもよくなくした。成績は上位だったが、テストでケアレスミスが多かった。片づけや整理整頓が苦手で、なかなかできるようにならなかった。

中学生になっても同様で、周囲の友達に合わせることが難しかった。融通のきかない担任とは折り合いが悪く精神的に混乱することがあったが、理解がある先生だと比較的落ち着いて過ごせていた。家ではほとんど勉強しなかったが、成績は全体に中位だった。

中2の2学期に、「感情面での不安定さ」を理由に学校の指示で精神科クリニックを受診した。そのクリニックの医師とは合わずにすぐに中断し、別のクリニックを受診したところ、統合失調症と診断されて、投薬が開始になった。

この時期、MAさんには幻聴のような訴えがみられた。「誰かが自分の悪口を言っているような気がする。嫌な内容のこともあれば、行動を指示することもある。話し相手になることもある」と彼女は述べた。またいつも人に見られているという被害妄想的な内容を話すこともあった。こういった訴えがみられたため、統合失調症と診断されたと考えられる。

高校は上位の都立高校に進学した。部活はバレーボール部に入って一時は楽しく活動をしていたが、部活の先輩からいじわるなことを言われて、雨の中、屋外に飛び出してしまうことがあった。教師に保護されたが、その際に意識を失って倒れてしまった。これ以後、高校を休みがちになった。登校したときにも、声かけに無反応で30分から1時間あまり呆然と立ちすくむことが何度か認められた。

その後もMAさんは、高校へは行ったり行かなかったりを繰り返していたが、部活と学校の行事には参加していた。上記の一時的に意識を失う現象は「解離」と呼ばれる症状で、強いストレスに対する反応である。本人は自覚をしていないものの、短時間意識が失われたり、周囲の事物を認識できなくなったりするが、身体的な異常は示さない。記憶を失うこともあり、意識を失ったり、けいれん発作を起こしたりするケースもみられる。

これまでかかっていたクリニックでは統合失調症の治療薬が処方されたが、効果のあるものはなかった。私が担当してからは、統合失調症という診断は誤診であると考え、それらの薬剤は漸減、中止とした。

MAさんの診断はADHDである。これは小児期から不注意症状が持続してみられることから明らかである。また彼女の衝動的な行動パターンもADHDに特徴的なものである。MAさんに対してはADHDの治療薬を投与したところ、効果がみられ、日中の集中力が改善し、勉強にも取り組むことができるようになった。

無慈悲な公立高校

ところが2年の3学期に突然、高校から厳しい通達があった。現在の出席状況だと必要な出席日数を満たさないので、3年に進級できないというのである。両親は粘り強く学校と交渉し、病院からも何らかの配慮をするように診断書を提出したが、学校側の態度に変化がなかった。MAさんは、留年か、退学して別の高校に行くか、選択を迫られた。

友達もいるし部活もあるため、MAさんは迷っていたが、最終的には退学して通信制の高校に行くことを選んだ。留年して下の学年に入っても、新しいクラスに馴染めない可能性が高く、きちんと登校できるとは思えなかった。一時的に寂しい思いはしたが、この選択は正しかったと考えられる。

MAさんは転校した通信制の高校を問題なく卒業し、受験勉強もこなして希望した中堅の女子大に現役で合格することができた。この結果については本人の努力もあるが、薬物療法によって注意力、集中力の改善がみられたことも関係していると思われる。その後もMAさんは通院を継続し、留年することもなく大学を無事に卒業した。在学中は飲食店でのアルバイトを問題なくこなし、現在は小規模な会社ではあるが仕事を継続し、営業と事務全般を担当している。

◆再生のポイント：縛りが強すぎる日本の高校

このような症例の経過をみると、他のケースの場合と同様に、日本の高校における「縛り」が強すぎるようにも思える。ADHDやASDを持つ子供は、その生来の特性から、十分な能力は持っていたとしても、彼らの特性によって集団生活においては不適応になりやすい。けれども、現在の学校の仕組みにおいては、こういった子供たちを「救済」することは容易ではない。むしろ平均的な規格に合わない子供は排除される傾向が強い。

この章で紹介したケースは、本人と家族の努力に加えて、医療のアシストによって「再チャレンジ」が可能となったが、実際にはこの何倍もの数の子供が、長い年月にわたって不毛な時間を過ごしていると懸念される。今や、教育制度の仕組みそのものを見直す時期にきていると感じられる。

第1章のまとめ

本章では、元来高い能力を持っていた中高生の発達障害について示した。彼らはいったん不登校などによる不適応によって、定められたコースからドロップアウトしてしまうが、数年の経過の中で立ち直り、自分の人生を切り開いていけるまでの成長を遂げている。全例に共通するわけではないが、不適応をもたらす主な要因は以下のものが考えられる。

1　対人関係

ＡＳＤの特性を持つ人は、元来、対人関係が苦手で、孤立を好む傾向がみられる。ＡＤＨＤにおいても、不要な発言や衝動的な言動によって、周囲の反感を買いやすい。このようなことから、ＡＳＤもＡＤＨＤもいじめの被害に遭うことが多く、不適応のきっかけになりやすい。

2　睡眠・覚醒のリズム

思春期になると、発達障害、特にADHDにおいては、睡眠、覚醒リズムが不安定になることが多く、不眠もみられるが、過眠となることも珍しくない。このため、学校に通うこと自体が困難になりやすい。

3　学校の課題

私立の進学校においては、授業の進み方が早く、また毎日のように多くの課題が与えられる。ASDの生徒は関心がない勉強にとりかからないことがみられる一方で、ADHDの生徒は「問題の先送り」をしてしまう特性から、課題がこなせないことが珍しくない。

4　教師の資質

現場の教師の対応、態度も重要である。発達障害を持つ子供は、平均値的な行動パターンからずれた振る舞いをすることが多いが、これに対して教師が共感的に受け入れるのか、排除しようとするかによって、生徒の適応は大きく異なってくる。

逆に言えば、これらの点に学校や教師がうまく対応できれば、発達障害の特性を持つ生徒のドロップアウトを防ぐことは可能であり、安定した学校生活を送れる可能性もある。

また家族の側としては、子供の「だらしなさ、やる気のなさ」を繰り返して責めてしまいがちである。もちろんそれらの問題を指摘することは教育上必要ではあるが、多くの問題は発達障害の特性に起因するものであることを認識してほしい。

また不適応によって不登校が続く場合、無理に学校を継続するよりも、リセットして通信制などに転校することが良い結果につながることは少なくない。手をつくしてもうまくいかない場合は、いったん撤退して考えなおすことは必要である。中学、高校は最終ゴールではない。家族においては、大学や大学院に進学し社会人として生活することを、目標としてイメージすることが必要である。

第2章　大学生——「自由」が諸刃の剣に

「自由」が諸刃の剣に

大学生の年代で受診する人たちは、過去に専門病院への受診はしておらず、ASDやADHDの診断がついていない例が一般的である。

高校生までは、比較的症状が軽い場合は本人や家族が気づいていないこともあるし、自覚のあるケースにおいても、自分なりの努力で問題が生じていないことも多い。

しかし大学生になると、生活の自由度が高まる一方で、自分なりの判断や行動が求められる状況が増加する。一部のケースでは、これまでの「しばり」から解放されてのびのびと生活できるようになるが、一方で、単身生活などで自己管理がうまくできず、不規則な生活を繰り返して不適応が生じることもみられている。

こういったケースにおいて目立つのは、生活リズムの乱れである。高校までは学校のきまりに従って規則正しい生活を送れていた人が、自由度の高い大学生活では夜更かしを繰り返して生活のリズムを乱し、大学に登校できなくなりやすい。サークル活動やアルバイトのために帰宅が深夜になり、そのままだらしない生活を続けている例も多い。

このような現象は一般の大学生においても珍しいことではないが、発達障害、特にADHDの特性を持つ人は、元来昼夜のリズムが不安定な面があり、このような状態になりやすい。さらに専門課程の難易度の高い勉強についていくことが難しくなり、本来は十分な能力があるにもかかわらず、ドロップアウトしてしまうケースもみられている。

症例8
昼夜逆転した医学生（ADHD）

浪人中に不眠となる

ある医科大学の医学生YKさん（男性、20代）の父親は開業医で、本人も子供のころから当然のように医学部受験を目指していた。現役のときは数か所受験した医学部はすべて不合格で、浪人となった。その浪人中に不規則な生活が原因で不眠症となり、予約をしなくてもいつでも受診できることで知られている都心の精神科クリニックを受診した。

このクリニックは主要なターミナル駅には何か所も「支店」があり、固定した主治医制をとらないかわりに、待ち時間のないスピーディな診察と投薬を売りにしていた。診察は短時間だが、詳しく話を聞いてほしいという受診者は無料で30分以内の「カウンセリング」を受けることができるシステムをとっていた（ただしカウンセラーも日替わりだった）。

ＹＫさんは、ここで不眠に対する投薬を受けた。

浪人をしてから、彼はある私立の医学部に合格したものの、通院は続け、次第に睡眠薬の種類と量が増えて、常時10種類あまりの薬剤を服用するようになっていた。投薬を受けてからもＹＫさんの睡眠状態は安定しないことに加えて、舌のしびれやピリピリ感、焦燥感などの副作用による体調不良が持続してみられていた。

心配した父親のすすめでＹＫさんは病院を転院した。転院先では睡眠薬は減量され、抗うつ薬や気分安定薬が新たに処方されたが、生活のリズムは改善せず深夜まで入眠できないことが続いていた。このためＹＫさんは自分の大学の保健管理センターを経て、私の勤務していた病院の専門外来を受診することとなった。保健管理センターの内科医は、彼が過剰集中の傾向があることから、ＡＳＤを疑っていた。

ＹＫさんに小児期の様子を尋ねると、小学校の時から忘れ物が多く、教師からはよく注意されていた。落ち着きがなく、短気でかっとしやすい傾向がみられた。じっと座っているのが苦手で、小さいけがが多かった。授業中のおしゃべりもよくしていた。

交友関係に大きな問題はなく、友人は普通にいたが、余計な一言などがきっかけで気まずくなることがしばしばみられた。このような不注意さや衝動性は思春期以降も持続してみられ、診断的にはＡＤＨＤと考えられた。一方、対人関係に大きな問題はなく、むしろ人なつっこい性格で、ＡＳＤの診断は否定された。また高校生のころから、睡眠のリズムが安定しないことがみられていた。

ＹＫさんに対しては外来で睡眠薬の調整を行ったが、なかなか状態は安定しなかった。大学の授業には出席するようになったが、部活での他の部員とのトラブルをきっかけに、まったく眠れない状態がしばらく続いていた。このため生活リズムの改善と薬物調整のために、夏休み期間に短期の入院治療を行った。約2週間の入院期間において、睡眠薬の変更とＡＤＨＤ治療薬の追加投与を行った。これにより睡眠のリズムが安定し、夜間の睡眠と日中の覚醒が可能となった。幸いなことに、退院した後も、入院していた時の生活リズムを維持することができた。

その後数年間経過をみているが、ＹＫさんは外来に規則正しく通院し、服薬もきちんとしていたことにより精神状態、生活リズムとも安定した状態が続き、無事に医師国家試験にも合格し、現在は臨床医として活躍している。卒業時の成績はトップクラスだった。睡眠薬の服用は続けているが、用量はかなり減らすことができている。

◆再生のポイント：正しい投薬

この医学生のケースにおいては、ＡＤＨＤという正しい診断が得られて適切な投薬を行なったことが改善の原因としてあげられる。本人が真面目な性格で担当の医師の指示を守り、数年にわたり規則的に外来通院を継続したことも回復のためには重要な要因であった。負荷の大きい医学部での臨床実習や国家試験も無事に乗り切り、最近の投薬量は少なくなっており、さらに減薬が可能と考えられる。

症例9
音楽エリートの女性（ＡＤＨＤ）

清潔さと音へのこだわり

ＨＹさん（女性）は22歳、音楽大学の学生である。彼女は小学生のころから優等生で成績は常にトップクラス。ほとんど毎年学級委員をしていた。その一方で忘れ物が多く、授業で使う家庭科の道具などを母親に学校まで届けてもらうことが頻繁にあった。

宿題もよく忘れた。授業中も先生の話を聞いていないことがあり、勝手に本を読んでいたり、おしゃべりしたりしていた。じっとしているのが苦手で、小さなケガが多かった。日頃は朗らかで明るく友達関係に悩むこともなかったが、一度だけ小学5年生のとき、友達とのトラブルがきっかけで体調不良となりしばらく学校を休んだことがあった。

ＨＹさんは中学受験をして、私立の音楽大学の附属校に入学し、高校、大学は系列の学校に進学している。音楽の道に進むことは母親の希望であり、本人の希望でもあった。学生時代、友人関係に問題はなかったが、小学校のころと同様に、忘れ物、なくし物が多かった。またテストなどでケアレスミスが頻繁で、いろいろなことを先送りにして、時間ぎりぎりで支度をすることが目立った。それでも勉強は順調にこなし、大学に内部進学してからも、授業の単位を落とすことはなかった。

変調がみられたのは、大学3年のときである。彼女は特にきっかけなく、清潔さに強くこだわるようになった。何よりも不潔なことが許せなくなった。外出して帰宅したときには、必ず時間をかけて入浴し、外で使用したものをすべてしっかり除菌した。

また音へのこだわりが強くなった。特に食事中の咀嚼《そしやく》の音が気になるようになった。このため、ヘッドフォンで音楽を聴きながらでないと、食事をすることが難しくなった。このような状態が続いたため、自ら近隣の精神科を受診したが、そこでは「強迫性障害（強迫神経症）」と診断され、治療薬の投与を受けている。

服用した抗うつ薬であるＳＳＲＩ（選択的セロトニン再取り込み阻害薬）によって、ＨＹさんの「不潔恐怖症」はある程度改善した。それでも、以前からの悩みである「忘れ物の多さ」「整理整頓ができない」「ものの置き場がわからなくなる」「時間の管理ができない」などの不注意症状には変化がみられなかったため、私の勤務する病院の専門外来を受診したのだった。

強迫症状はＡＤＨＤの併存症状

経過から明らかなように、ＨＹさんの主診断は、ＡＤＨＤである。彼女の不注意症状は小児期から現在まで持続して認められ、生来の能力の高さでカバーしてきたものの、最近になって生活上や学校における問題はより明確なものとなっていた。これは大学の専門課程で要求される内容が高度になったことが影響していると思われる。

また、大学生になって出現した強迫症状については、ＡＤＨＤとまったく別のものと考えるよりも、その併存症状と考えるのが妥当である。つまりＡＤＨＤとは別に強迫性障害が発症したのではなく、ＡＤＨＤに伴ってこの症状が出現したと考えられるということである。

ＡＤＨＤにおいては、強迫症状をはじめとするさまざまな不安に関する症状が併存することが多い。これはＡＤＨＤの不注意症状によって多くの失敗を繰りかえすことがきっかけとなり、不安が生じやすいからである。忘れ物を頻繁に繰り返す人においては、何度も持ち物を見直したり、一回部屋を出てからももう一度戻って忘れ物がないか確認したりする例もみられる。

ＨＹさんは薬物療法において、ＡＤＨＤ治療薬を中心に変更したところ、注意、集中力の改善がみられた。日常生活におけるミスはまったくなくなったわけではないものの、かなり減少し、生活のリズムも整うようになった。

その後も多少の紆余曲折はみられたが、投薬の効果と本人の努力によって、大学卒業後は音楽の教師として問題なく仕事をこなしている。

ＨＹさんは真面目な性格であり、大学の勉強についてはかなりの努力をしていたが、専門外来で適切な治療を受けなかった場合、不注意症状と強迫症状のため、大学を卒業することや、教師になることは困難であったかもしれないし、留年を繰り返していたかもしれない。現在の教師の仕事は決して楽ではない様子であるが、投薬の効果とともに、本人の頑張りと生真面目さでそれを乗り切っている。

◆再生のポイント：発達障害が芸術家にもたらす利点もある

現在のところ、本人は次の点を自分の課題としてあげている。

・目の前にやることがあると、時間を気にせず途中でやめられない。
・好きなこと、やりたいことを優先してしまう。
・他にやることが出た場合、前のことを忘れてしまう。
・食べ物への自制がきかず、ジャンクフードなどを食べ続ける。
・相手の話、質問が終わる前に、答えや内容を予測して遮ってしまう。
・納得できないことがあると、気が済むまで相手を追及する。
・仕事を安請け合いしたり抱え込んでしまい、回らなくなるのではないかと不安。
・新しいものは欲しいが、手にはいるとすぐに飽きて放置してしまう。

ここで彼女があげているのは、不注意と衝動性に関連する問題である。こういった症状は投薬の効果で改善はみられるが、すべてなくなるというわけではない。

一方で彼女のあげた「課題」はマイナスに働くこともあれば、必ずしもそうとも言えない場合もあることは認識しておくべきである。たとえば、「目の前にやることがあると、時間を気にせず途中でやめられない」という内容は過剰集中の傾向を示しているが、このような特徴を仕事で発揮することによって「相当な成功」をつかむことが可能となることもある。特に芸術家的な仕事においては貴重な特性であり、外来診療においても、イラストレーター、漫画家、ウェブデザイナーなどの当事者の人たちが、「過剰集中」的な仕事によって成功を収めているケースがしばしばみられる。筆者の知人である世界的な音楽家であるＲさんはＡＤＨＤの診断を持つ人であるが、このような特性をうまく利用して、海外での大規模なコンサートを成功させている。

症例10
こだわりの強い心理学科の男性（ASD）

感覚過敏の子供時代

KEさん（男性、20代）が専門外来を受診したとき、彼はある大学の心理学科の学部生だった。ただし心理学科といっても、カウンセリングなどの臨床心理を専門とするのではなく、実験心理学が中心の研究室に所属していた。

中部地方生まれのKEさんは、幼児期に言葉の遅れがあり、3歳になっても片言しか話せなかった。また不器用で、運動面でも稚拙だった。特定のものへのこだわりが強く、くるくる回るものが好きで、いつまでもじっと見ていることがあった。

このため両親は心配し、近隣の大学病院の小児科を受診したところ、「広汎性発達障害」と診断された。広汎性発達障害とは、現在の診断基準ではASD（自閉症スペクトラム障害）に相当するもので、自閉症、アスペルガー症候群などを含む疾患群である。

幼稚園に入ってからは集団行動が苦手で、他の子供に合わせることが難しかった。さらに感覚過敏が顕著で、音に敏感であり、水が苦手、さらに味覚も独特で生野菜の感触が嫌で食べることができなかった。それでも言葉については3歳以降急速に発達し、4〜5歳のころには他の子供と比べても遜色がない程度にまで成長した。ちなみに感覚過敏はＡＳＤにおいてみられることが多い症状であるが、ＡＤＨＤに認められることもある。

ＫＥさんは小学校に入っても集団行動は苦手だった。いじられたりからかわれたりすることはあったが、少数の友人はいて、また成績が良かったことから、深刻ないじめには至らなかった。中学、高校も同様な状態で、おとなしい存在として周囲に認識されていたが、大きなトラブルになることはなかった。

ＫＥさんの生活は大学に入学してから大きく変化した。上京し単身生活になった。生活面での苦労はあまりなかったが、対人関係で孤立することがより顕著になった。会話がかみ合わないことが今までよりもかなり増えた。

友人からは、冗談が通じないと言われた。研究内容について指導教官とメールのやり取りをしているときも、なかなか相手の真意がつかめなかった。メールやラインでも相手の反応がこわくなった。ゼミの合宿の幹事をしたときには、段取りがわからず、かといって誰かに聞くこともできずに、焦って右往左往してしまい、最終的には予定の日程で予約が取れなかったため周囲に迷惑をかけてしまった。

このような状態のとき、KEさんは、私の勤務する病院の専門外来を受診した。初診時に、彼は以下のことを訴えていた。

- 常に緊張して冷や汗がでる。
- 話がかみ合わないため、別の言語を話している気がする。
- 周りの目が気になる。
- 対面しないコミュニケーション（電話、メールなど）で相手の反応を過度に恐れる。

自分なりの「きまり」

このような対人関係、コミュニケーションの問題に加えて、KEさんにはこだわりの症状も強かった。散歩などの行動パターンは常に一定であり、道順を変えることができなかった。カフェで注文をするときにも、自分なりのきまりがあった。子供のころからの感覚過敏も持続していた。幼児期に言葉の遅れがあり、またコミュニケーションの障害とこだわりの症状もみられている。これらは典型的なASDの特徴であり、実際、小児期において広汎性発達障害（現在のASD）と診断されている。

それでもKEさんは高校までは比較的順調に経過し、偏差値の高い私立大学に入学することもできた。これはKEさんの知的能力がもともと高かったこともあるが、ASD症状が比較的軽度であった点が関連していると思われる。

しかしながら大学での活動は、高校までと違って自由度が高く、決まりきったルールが必ずしも存在していない。ここにおいてかなりのコミュニケーション能力が必要とされることとなり、KEさんの不適応がはっきり浮かび上がってきた。彼の不安症状が顕著となったのは、そのことがきっかけとなった。

外来において、KEさんは理解力はよく、また医師の説明や指示にも素直に応じた。ASDという診断を受け入れ、自分の特徴と生活上の問題点についても正しく理解することが可能だった。不安症状については少量の抗不安薬を投与したところ、投薬は症状の改善に有効だった。

また対人関係、コミュニケーションの改善のために、昭和大学附属烏山病院で行っているデイケアのASDに特化したグループプログラムに参加し、自らの特徴を再認識するとともに、不得意な場面においてどのように振舞うのが適切か、ロールプレイや参加者とのディスカッションを通じて身につけていった。さらに大学の保健管理センターにおけるカウンセリングも継続した。

KEさんは当初大学院への進学を考えていたが、治療経過の中で就職を目指すことに考えが変わった。彼はその準備として、就労移行支援事業を利用することになった。KEさんは、発達障害に特化した就労移行支援の事業所である「Kaien」に通所し、ここで基本的なビジネスマナーや仕事の仕方を学んだ。その後Kaienの担当者のすすめにより、障害者枠で就職することとし、約1年後に外資系の大手IT会社に就職が決まった。なお発達障害のためのプログラムなどについては、別の章で紹介したい。

KEさんはその後も通院を継続している。仕事のストレスなどで不安が強くなることもあるが、抗不安薬を適宜使用することで対応できている。会社の主な業務は資料画像の切り出しと整理であるが、クライアントの情報収集なども担当している。そりの合わない同僚がいた時期もあったが、現在のところ対人関係で大きな問題はみられていない。

◆再生のポイント：デイケアと就労移行支援

ASDの特性を持ちながらも、KEさんは比較的順調な経過をたどっている。これに関しては、ASD症状が軽度だったことに加えて、真面目な性格で、医師などのアドバイスを反発することなく受け入れることができた点が関連していると考えられた。大学時代と卒業時にはつまずきかけた時期もみられたが、少量の投薬とデイケアにおけるグループプログラムと就労移行支援を利用することにより、良好な適応が可能となった。

ＡＳＤの人は、一般の人があまり意識をしないで周囲の様子をみて、自然と身につけている社会的な常識や対人関係のルールに無自覚であることが多い。彼らは意識的に「無礼」に振る舞っているわけではないものの、常識的な「マナー」や「手順」を理解していないため、周囲から誤解されやすいし、本人も混乱し不安に陥りやすい。そういった意味で、デイケアなどにおける同質の当事者のグループ活動は、自らの問題に気がつく重要な機会となっている。また就労移行支援への参加は、就労の準備という目的以外にも、集団活動の基本的なルールを身に付けるという側面もあり、当事者には重要な体験となる。一方で、このような心理社会的療法の効果は限定的であるため、常に自らの状況をチェックすることが安定した生活のためには必要である。

症例11

エリート一家のエリート大学生（ADHD）

父親の過干渉

SEさん（男性、20代）が発達障害の専門外来を受診したのは、難関校である中高一貫の男子高から国立大学の法学部に現役合格して2年に在学中のときだった。彼の父親もその大学のOBで、中央省庁の幹部職員だった。知的能力の高いエリート一家が目に浮かぶが、実際、SEさんの家族は母も兄も高学歴で、まさにイメージ通りのものだった。

父親は、現在ではむしろ珍しいほど「エリート臭」があふれる人物だった。意識的にそうしているわけではないようだったが、彼のちょっとした仕草や物言いには周囲を威圧するようなニュアンスが込められていた。また父親は息子に過保護で、この年代の受診者では珍しいことであるが、SEさんの受診にはほとんど毎回父親が同伴していた。

しかも父が細かいことにも口をはさむことが多かったにもかかわらず、SEさんは嫌がらずに受け入れていた。こうした親の過干渉が彼の不適応につながった可能性は否定できないものの、一方で親が熱心にサポートを続けていたことによるプラス面もあり、評価は難しい。

幼児期のSEさんは身体が弱く心配されたが、発育は順調だった。動きは活発で、食事も素早く、すごい勢いで食べたり、落ち着きなく食べたりすることもあった。2歳年上の兄とは仲がよく、いつも一緒に遊んでいた。

一方、SEさんはかんしゃく持ちで、一度怒り出すと手がつけられないこともあった。また逆にぼんやりしていることも多く、幼稚園の先生からは、「ぼうっとしているようですが、実はいろいろなことを頭の中で考えているようですね。頭の良い子だなと感じていました」と指摘されている。

幼稚園から小学校の低学年まで、父親の仕事の関係で東南アジアで過ごし、現地の日本人学校に通っていた。友達関係では、言い出したら聞かない頑固な点、負けん気が強いところがみられたが、深刻な問題にはならなかった。

ただし、何かに夢中になると話を聞けなくなったり、気になるものがあるとそれに熱中したりしてしまい、勝手に出歩くために外出先で迷子になることもあった。発想や考え方がユニークであったが、思いがけない思い込みや勘違いもしばしばみられていた。

日本に帰国し、公立小学校に編入したが、SEさんは学校になかなか馴染めなかった。

ようやく友達ができたのは、帰国して1年あまり経ってからである。教師からは、「何か考え始めると話しかけても返事が返ってこない」「読書に熱中するとチャイムが鳴ってもどうしてもやめられない」と指摘されている。また周囲の子供からいじめられることもあった。

さらに忘れ物が多く、宿題をしないこともたびたびあったので、母親は厳しく注意をしたが、なかなか改善しなかった。遅刻も頻繁で、物事を先延ばしすることが多かった。このような状態が続くため、心配した母親はADHDを疑い、地元の自治体が運営する子供の発達相談に行ったことがあったが、対応した相談員からは「障害と言えるレベルではない」と言われただけだった。

改めて振り返ると、小学校の時点で、SEさんはADHDの特徴を明確に示していた。学校の授業に集中できないことや忘れ物が多いことは、不注意の症状として典型的である。また何かに夢中になるとそれに熱中してしまう点は「過剰集中」と考えられるし、心ここにあらずになりやすい「マインドワンダリング」の特徴も示している。行政の相談員はこのような特徴を見逃していたのか、あるいはそもそもADHDの特徴自体をよく知らなかったのかもしれない。

難関中高一貫校から大学に進学したが……

知的には優秀だったSEさんにとって、小学校の授業は知っていることばかりでつまらなかった。そのため、先生の話を聞くよりは、一人ぼうっと考えにふけることが多かった。だが小3から受験のための進学塾に入ると勉強が面白くなり、喜んで塾に通うようになった。塾では自分と似たタイプの友人もいて、塾で提供される難問を解くことが楽しみで、成績もトップクラスとなり、難関校である中高一貫校に合格することができた。

入学した学校は自由な校風で、伸び伸びと生活することができた。制服や校則もなくそれなりに授業で出される課題はあったが、厳しく強制されることはなかった。こうした中で、SEさんは学校の行事や部活などを通じて、親しい友人ができて、楽しい学校生活を送ることができた。

ただ高校生の時は、つい我慢ができずに他の生徒や先生に対して余計な皮肉を言ってしまうなど失言がたびたびあった。全般に生活面はだらしなく、たびたび遅刻し、忘れ物やなくし物は多かった。それでも自分なりに勉強は進め、希望の国立大学に入学することができた。

ところが、大学は彼にとって居心地のよい所ではなかった。新しい人間関係をうまく築くことが難しく、いくつかサークルに所属したもののうち込めるものは見つけられなかった。また勉強のペースもつかめず、必要な単位をいくつか落としたため、留年も経験している。不注意による履修もれや試験の欠席なども何度かみられた。寿司店でアルバイトをしたときには、仕事を覚えるのが遅く、集中力が続かないためミスが多く、叱責されることが度々だった。

「思考の飛躍」と知的瞬発力

そうした中、本人は自ら調べてADHDではないかと考え、親に知らせずに近所の精神科クリニックを受診した。そこでは「ADHDの疑い」と言われ、ADHDの治療薬であるストラテラ（一般名アトモキセチン）を処方された。服薬によって、「自分の欲求が抑えられ課題を先延ばしにしなくなった」「頭に浮かぶノイズが減り、注意散漫にならなくなった」と効果を感じたが、一方で「面白いことが言えなくなった」と述べている。

一般にADHDにおいては「マインドワンダリング」と呼ばれる、「思考の飛躍」を認めることが多い。この現象は、考えの内容が主題から逸れていってしまうために、論理的な問題解決には不向きであるが、芸術的な「創造性」に関連が大きいことが知られている。

SEさんの場合、投薬の影響によって、知的な瞬発力が低下した可能性が考えられる。このような訴えは、他の人でも認められる。ADHDの治療薬を服用すると、不注意や集中力の改善はみられるが、「発想の豊かさがなくなる」と訴える人をみかける。内面が落着く一方で、発想の自由度が抑えられてしまうためだと考えられる。こうしたケースにおいては、投薬の減量あるいは中止によって、元の状態に回復可能である。

その後SEさんは、家族のすすめで、クリニックへの通院を止めて本人の大学の保健センターや、ある医科大学の附属病院などを受診した。ところが保健センターにおいても、医科大学の附属病院においても、ADHDやASDの診断は否定された。このように、精神科の医師の判断よりも本人の自己診断が正しかったことは、皮肉な事実であるが、実際こうした例は珍しくない。

適切な診断と治療を受けられない状態で、SEさんは学生生活を継続していたが、所属していた学生サークルのイベントの責任者になったとき、問題が発生した。仲間の学生との調整がうまくできなかったために準備不足が続き、イベントの当日は徹夜で迎えたため、眠気を解消するために、エナジードリンクを多量に服用して、なんとかイベントは乗り切ったものの、体調をくずしてしまったのだ。

その後、SEさんには「思考力が低下し、本が読めない。字づらは追えても、頭に入らない」という状態が続くことになった。このため通院中の病院で投薬の調整を行ったが、改善がみられないため、私が担当している発達障害の専門外来を受診することとなった。

ASDという誤診

通院していた大学病院からの紹介状には、以下のように記載されている。

- 自らADHDではないかというこだわり、不安が強い印象であったが、幼少期より不注意、遅刻、注意力のなさがあり、考えたことをすぐに言ってしまう衝動制御困難を認めた。
- 一方、こだわりが強く、対人関係の幅が狭く、他人との距離が独特であることから、ASD傾向も疑われた。
- 診断基準を満たすほどではないものの、ADHD傾向およびASD傾向を認め、それらを基準とした適応障害があると診断した。ASDの可能性の根拠として、知能検査で言語性IQ>動作性IQであった。

知能検査においては、言語性IQと動作性IQという2つの指標が得られる。一般にASDにおいては、言語性IQが動作性IQよりも高いことが多い。そのため、この大学病院は前述のように判断したのだろう。だが、そのような結果がみられない例も少なからずみられ、知能指数について現在は診断の指標としては使用されていない。初診時、SEさん本人は、現在の症状について、次のように述べている。

・思考力が低下して本を読むことができない。今学期、試験を受けることができなかった。留年が決定した。
・薬の影響で、一日中ほとんど寝ているようになった。
・最近になり少しよくなった感じがし、難解な本を読むにはいたらないが、興味のある本や漫画を少し読んだりできると感じた。また外出する意欲がおきた。

さらに、持続的な問題点として、以下のことを述べている。

・授業を聞けない、人の話を聞けない。
・自分勝手な発言をしてしまう。
・好きなことには集中できる。
・片付けが苦手、段取りが立てられない。

その後もSEさんは、状態は悪化していないものの、思考の抑制、意欲の低下、不安感などを継続して訴えた。私は診断について、ADHDの典型的な症状がみられることを伝え、前医で指摘されたASDの可能性は否定した。この説明に本人は納得した様子だった。ASDを否定する理由としては、これまでの学生生活の中で多少のトラブルはあったものの、ほとんどの時期で安定した対人関係がみられたことがあげられる。ASDの人が、学生サークルのイベントの責任者を務めることは、まず考えられない。さらにベースにADHDがみられることに加えて、現在の症状は「うつ状態」であり、当面はうつ状態の治療が優先されることを説明し、抗うつ薬の投与を開始した。

その後SEさんは数年間継続して外来通院を繰り返しているが、抗うつ薬の効果によって、思考の抑制や不全感は改善がみられ、さらにADHD治療薬の併用によって不注意症状もかなりの改善を認めている。ＳＥさんは無事に大学を卒業し、大学院の修士課程を経て、現在は一般企業に就職し、問題なく業務をこなしている。

◆再生のポイント：正しい診断と親離れ

ＳＥさんは、小児期においても、大学時代においても適切な診断にたどり着けなかったために不適応が生じたが、元来の能力が高いこともあり、正しい診断と治療によって社会生活が可能となった。一人で受診した街のクリニックでは正しい診断が得られたものの、大学保健センターや大学病院で適切な診断に行きつかなかったことは不幸だった。

前述したように、彼の家族は過保護な傾向がみられるものの、熱心に本人のサポートを継続していた。ただどこかの時点で、成人として自立を促すためには、親離れをすることが必要であることは明らかである。

症例12
通販サイトの管理者になった女性（ADHD）

一人暮らしで生活破綻

ＭＪさん（女性、20代）が発達障害の専門外来を受診したのは、ある偏差値の高い総合大学の理学部を中退しようとしていた時だった。彼女は大学入学後に単身生活を始めたが、すぐに立ちいかなくなってしまった。

子供のころから片付けができず、自分からしようともしなかった。そのため一人暮らしの部屋はすぐにものであふれて、足の踏み場もない状態になった。郵便物を開封しなかったために、公共料金の支払いができずに、電気やガスが止められた。こうした状態を見るに見かねて母親が部屋を引き払って、実家に連れ戻した。

小学生のころから忘れ物が多く、よく教師に怒られた。ランドセルを持たずに登校したこともあった。親と買い物にいくと頻繁に迷子になった。友達関係については、はじめはうまくいっても、約束を忘れてしまうことなどによって長続きしないことが多かった。いずれも典型的なＡＤＨＤの特徴である。

母親の指示で大学は退学した。自分自身、このまま続けるのは無理だとわかっていた。実家に戻ったMJさんは、アルバイトを始めた。外来では投薬も開始され、多少落着きはでてきた。本人は薬の効果について、「頭の中のざわざわした感じが減ってきている」と述べているが、服薬は不規則だった。

他の薬も試してみたいという本人の希望に従って、投薬をストラテラ（一般名アトモキセチン）からコンサータ（一般名メチルフェニデート）に変更したところ、「騒がしい感じがほとんどなくなった」「すごく効果があったが、自分が変わってしまうようなのがいや」と話している。前述したように、ADHDの治療薬を用いると、「まとまらない、落ち着きのない思考」が改善することがみられるが、この変化を「本来の自分ではなくなった」ととらえる人もいるようだ。

アルバイトは簡単な受付業務で、大きな問題はなくこなすことができた。ただ数か月すると、またMJさんは生活のリズムが乱れ、それに伴ってアルバイトでのミスが増えてきた。実家では家事はほとんどすることなく、母親任せの生活だった。その後、投薬の調整と睡眠時間の確保により次第に状態は安定したが、その時期に本人が工業用の工具の製造会社に就職することを自ら決めている。

仕事の内容は事務全般で、パソコンを使った業務が多かった。ＭＪさんにパソコンを使用する作業に関して苦手意識はなく、むしろ得意な方であったので、独学でいろいろなソフトウェアの勉強を開始した。そのため、会社側も本人にデザイン関係のソフトウェアについて研修に行く機会を与えてくれた。

ＭＪさんは会社の実務は問題なくこなしていたが、会社内での人間関係は苦手だった。上司からは、「協調性がない」と指摘されている。自分でもそれはわかっていたので、トラブルをおこさないように、なるべく他の職員と関わらないようにしていた。

通販サイトを自分でプログラミング

このころ彼女の会社では、自社製品の工具類を中心にした通販サイトを立ち上げることになった。社員の中でホームページを作成する知識を持っている人は誰もいなかったので、多少の知識はあったＭＪさんが自分から希望して当面の担当になった。当初は彼女がある程度企画を考えた段階で、専門家に相談する予定になっていた。

ところが、ＭＪさんは自分で調べて知識を得て、熱中して作業をした結果、１週間あまりで実用可能なホームページを作成してしまった。それはしっかりした出来栄えで、プロが作成したものと比べても、遜色はなかった。これには会社の幹部は驚いたが、まずはこのまま彼女の作成したサイトを実際に使ってみようということになった。

結果は十分な成功だった。この通販サイトは使い勝手がいいと評判になり、予想以上の収益をあげることができた。このため、会社はMJさんを厚遇した。彼女は通販サイトの専門職員になり、ほかの仕事からは解放され、週の半分はリモート勤務を認められたのである。会社のきまりに縛られることが苦手な彼女にとっても、これは有難い話だった。その後数年が経過しているが、MJさんはこの会社での仕事を継続し、プライベートで多少の浮き沈みはあるものの、安定した生活を続けている。ただし後輩の指導を求められている点が、多少の負担となっている。また今の仕事に飽きてきたので、別のことをしてみたいとも思っている。

◆再生のポイント：適材適所

MJさんには典型的なADHDの症状が認められ、大学生時代にはその特性のために、単身での学生生活を継続できなかったが、就職した会社で本人の特性にマッチした仕事を担当することが可能となり、安定した生活が続いている。この点は、就職した会社が中規模の会社で大企業でなかった点も幸いしたようである。

大企業においても当事者への「個別の配慮」を依頼することは可能であるが、紋切り型の対応になりがちで、本人のニーズに合わせて柔軟に対応することが難しい場合が多い。また中堅の年代になると、部下の教育や調整役など管理職的な業務を割り当てられることが普通であるが、大部分の当事者はそういったことを苦手としている。ＭＪさんの場合、彼女のスキルが認められたことで、幸いにも、仕事の仕方や内容に関する要望を会社側が了承してくれている。

第2章のまとめ

大学生になると、高校時代まで存在していた「規則」や「縛り」から自由になれる一方で、勉強においても生活面においても、本人の責任が重くなる。遅刻や欠席を繰り返してもとがめられはしないが、授業の単位をとれずに留年してしまうことにもなりかねない。

自由によって伸び伸びと本来の能力を発揮できるようになる人もいれば、逆にだらしなく自堕落な毎日を繰り返し引きこもりに近い状態になってしまうケースもみられる。いずれにしろいったんメンタルダウンし表舞台から「退場」した状態になったとしても、多くの当事者の人は、再度活躍できるポテンシャルを持っているが、そのためには本人の人間的な成長と周囲の意見に耳を貸す素直さが必要である。

大学生で不適応に至る要因には中高生の場合と同様に、以下のものがある。

1　対人関係

元来、対人関係が苦手で孤立を好むケースが多いが、大学では高校までのような束縛が少ないため、自ら対人交流を求めていかないと、「孤独」のまま学生生活を過ごしてしまうことになりやすい。

2　睡眠・覚醒のリズム

大学では履修科目の調整などによって、自分のリズムに合わせて授業時間の調整が可能となる。登録する授業を2限以降の遅い時間にしたので、欠席しないでうまくやれているというケースもたびたびみかける。一方で、学校による縛りが少ないために自己管理が求められ、かえってだらしない不規則な生活に陥ってしまうケースも珍しくない。

3　学校の課題

大学の専門科目になると内容は難解となり、受け身の勉強のみではついて行くことが難しいことが多い。さらに不規則な生活がみられる場合においては、十分な単位がとれずに留年を繰り返すことにつながる。

4　教師の資質

大学において細かい指導が入るのは、たいていは専門課程のゼミなどにおいてである。それ以外の学生でもあることだが、指導教官との折り合いが悪いことで、挫折してしまうケースもみられている。

アルバイトが自分自身を知るきっかけに

大学生活は、ある種の猶予期間であり、社会人になるまでの準備期間でもある。これは発達障害の特性を持つ人にとって特に重要性が高い。この猶予期間において、彼らは社会生活へのリハーサルを経験できるからである。

私自身は専門外来で、中高生やフリーターをしている人、特に学力のある人、高機能の人には、経済的に可能なら、大学への進学をお勧めしている。彼らの多くは社会に出て就労するには、準備不足、経験不足であることが多い。かといって専門学校はカリキュラムが過密で、余裕がないまま過ごしてしまうことが多い。

大学生時代のアルバイトの経験は重要である。コンビニやスーパーでの品出しなど一見単純にみえる業務でも彼らにはよい経験となる。学歴があり知識が豊富な人でも、なかなか業務を覚えられず、ミスを繰り返したり、スピードについていけなかったりすることは珍しくないからだ。これは「失敗体験」にもなるが、同時に自分の弱点を知るチャンスにもなる。弱点を認識すればそれに対応することも可能となるし、苦手な状況を避ける選択肢を見出すこともできる。そこに本人の人間的な成長が加われば、回復の道筋ははっきりしてくる。

第3章　社会人——学生時代のような「先送り」が利かない

学生時代のような「先送り」が利かない

社会人になってはじめて発達障害の専門外来を受診する人も多い。こうした人たちの症状は比較的軽症で、学生時代まではあまり問題にされることがなかったり、多少の不適応がみられても、なんとか自己流の対処方法で乗り切ってきたケースも少なくない。

ところが社会人になると、そうはいかない。多くの場合、状況は一変する。仕事の現場では、学生時代のように問題を先送りにして「適当」にこなすというわけにはいかないし、一度失敗しても追試で進級できるというようなこともない。仕事は決められた期限までに過不足なくこなさないといけないし、その量も質も学生時代よりははるかに負担が大きい。取引先から、無理な要求をされることもあるだろう。それでも作業が遅れたり、ケアレスミスが頻発したりすると、当然ながら本人の評価が低下する。さらに同じ間違いを繰り返すことで、上司や同僚との対人関係を悪くしてしまうことも珍しくない。

このため、彼らは追いつめられた状況になって、初めて受診に至ることになる。本人自ら病院に来ることもあるが、会社に促されて病院を受診するケースもみられる。

なお、この章においては、必ずしも高学歴とは言えないが、元来高い能力を持っているにもかかわらず発達障害の特性のために不適応を起こしているケースも記載していることをお断りしておく。

症例13
マルチタスクができない男性（ADHD）

中高一貫校から大学に進むも……

ＴＫさん（男性、30代）が発達障害の専門外来を受診したとき、彼は20代の後半だった。大学を卒業後、いくつかの会社で勤務した経験があったが、受診時は無職で仕事を探している状態だった。彼は中肉中背の穏やかな人で、あまり緊張することもなく、これまでの経過を話してくれた。

ＴＫさんは自らの注意力、集中力に問題があることを自覚していて自分がＡＤＨＤではないかと考えていた。ある国立病院の精神科を受診したことがあったが、結論は出なかった。彼の「問題」は社会人になってから顕著となり、「忘れっぽい、話している内容がわからなくなる」ことなどが頻繁にあった。

幼児期に発育の遅れはみられなかったが、衝動的に怒りっぽくなることがあって、家や幼稚園でものを壊すことがたびたびあった。小学生のときは友人関係に問題はなかったが、忘れ物、なくし物が多く片付けが苦手で、学校で渡されたプリントをぐちゃぐちゃにして持ち帰ることがよくみられた。彼にはどこかぼんやりとして抜けているところがあり、パジャマを着たまま学校に登校したこともあった。小4のときには、クラスメートから意地悪をされてしばらく不登校になっている。

ＴＫさんは私立の中高一貫校に進学したが、勉強をしようとしても集中できないことが多く、次第に成績が低下した。また、いらいらしてものを壊すこともあった。中堅の大学に進学してからは大きな問題はなかったが、飲食店でアルバイトをしているとき、細かいミスが多くて苦労した記憶がある。この時期、自らの希望で半年間オーストラリアに語学留学をした。

大学卒業後、当初は広告会社に就職したが、マルチタスクが苦手で仕事がうまくこなせずに精神的にも追い詰められて、1年で退職した。その後、ＩＴ企業に転職し営業を担当した。ここでは数年勤務したが、やはりメールの送り間違いなどのケアレスミスが多く、仕事に集中できずに失敗を繰り返したため、専門外来を受診する1か月前に退職した。

外来では、不注意症状が小児期から現在まで継続してみられていることにより、ＡＤＨ

Dと診断されると説明したが、本人もその診断に納得した。初診時よりADHDの治療薬の服用を開始し、効果を自覚できた。

公務員試験に障害者枠で合格

通院を続ける中で、TKさんは障害者手帳を取得し、障害者枠で公務員を目指した。精神科の障害者手帳を取得することは難しくない。何らかの精神疾患があり、精神科への通院を6か月以上継続している場合には、ほとんどの場合に取得可能である。発達障害の当事者の多くは、障害者雇用に応募するために手帳を取得しているケースが多い。

TKさんは通院当初から公務員試験の受験を繰り返したが、なかなか採用にはいたらなかった。最終的には公務員試験のための予備校に通い、治療を開始してから約1年で中央省庁に採用が決定した。彼は単身生活であったが、自らをしっかり律して、安定した生活のリズムを継続できていた。就職後も経過を見ているが、仕事における問題はなく、真面目な仕事ぶりによって職場の評価は高く信頼される存在となっている。

本人から職場には、以下のような配慮の要望がなされたが、これらに対して職場も迅速に対応している。

・ノイズキャンセルイヤホンの装着を許可してほしい。
・指示はメモにして渡してもらうか、書き留める時間がほしい。
・「あれ、それ」などと言わないで、具体的に伝えてほしい。
・頻繁に指示や仕事内容を確認しても、面倒くさがらずに対応をしてほしい。

一方、職場の支援員からは、TKさんは「疲れの自覚がうすく、疲れているにもかかわらず過剰集中になったり、本人の力量を超えてどんどん仕事を引き受けたりしてしまうことがある」という「過剰集中」の傾向の指摘がみられた。本人もそれを認め、自分なりのペースを守って仕事をするように心がけている。現在、就職してから5年あまり経過しているが、仕事は順調で、周囲の評価も変わらずに高く、海外赴任の話も出ている。

◆ADHDの治療薬

ADHDの治療においては、本人の努力と投薬の効果の両方が必要である。ここまでに記載した内容と重複する部分もあるが、ここでADHDの治療薬について触れておきたい。

ＡＤＨＤの治療薬は、精神刺激薬と非精神刺激薬に二分される。コンサータ（一般名メチルフェニデート）は精神刺激薬であるが、ストラテラ（一般名アトモキセチン）とインチュニブ（一般名グアンファシン）は非精神刺激薬である。これまでＡＤＨＤの治療薬の中心は、精神刺激薬であり、現在の国際的なガイドラインでもコンサータ、ビバンセ（一般名リスデキサンフェタミン）などの精神刺激薬を第一選択にあげているものが多い。ただ依存性などの問題が指摘されるようになり、非精神刺激薬も使用されるようになってきた。ストラテラは、作用的には、抗うつ薬に近い薬剤である。

現在日本で使用可能なＡＤＨＤの治療薬は成人で３種類、18歳未満で４種類である。18歳未満で使用可能なビバンセは世界的には評価の高い薬剤であるが、日本では成人への投与が認可されていない。成人に投与可能なのは、コンサータ、ストラテラ、インチュニブの３種類である。いずれも特徴ある薬剤で、併用も可能である。個人差は大きいものがあるが、一般にＡＤＨＤ治療薬の有効性は高い。

ＴＫさんには当初、ストラテラを投与し、その後コンサータを追加した。これらの薬剤の効果によって不注意症状は顕著に改善し、仕事のパフォーマンスも良好になっている。

症例14 高学歴の看護師（ASD）

ヒヤリハットを繰り返す

MMさん（女性、20代）は、国立大学の看護学科卒という高学歴の看護師である。彼女は大学卒業後に、地元の市民病院に就職したが、なかなかそこで適応できなかった。

MMさんには言葉の遅れがあり、3歳ごろまではオウム返しにしか話ができなかった。このため家族が保健所に相談に行ったこともあった。

子供のころから人付き合いは苦手で、友人は少なかった。音に過敏なところがみられた。小学校のときには、言動が変わっていると周囲からからかわれることが多かった。担任の教師と合わず、体型のことで怒鳴られたこともあった。ある時、廊下でクラスメートからいじられたため大声で反撃したところ、逆に自分だけ校長から怒られてしまった。

中学になると、さらにはっきりしたいじめに遭った。周囲からは無視されることが多く、自分のしようとしたことを横取りされたこともあった。他のクラスメートが楽しそうにしているのを見ると、理由なく怒りがわいてきた。椅子で殴って殺したいとも感じた。自分なりにそういった感情を抑えていたが、からかってきたクラスメートをたまらずパイプ椅子で殴りつけようとしたこともあった。

それでも学校の成績は上位で、地元の進学校の高校に入学した。高校で友人はほとんどできなかったが、自分からトラブルを起こさないように注意をしていた。卒業後は地方の国立大学に進学した。看護学科を選んだのは、何か資格があったほうがよいという家族のすすめによるものだった。大学時代には周期的にふさぎこむようになり、大学の保健センターに相談にいきながら、苦労してなんとか卒業することができた。

地元の病院に就職してからも、調子が悪い時期が多くなかなか意欲がわかなかった。仕事に関して、自分で勉強をしたり、調べたりすることが億劫だった。そうした中で、患者の転倒や誤薬、点滴の管理ミスなどのインシデント（いわゆるヒヤリハット）を繰り返して起こしてしまう。

失敗が重なったため、ＭＭさんは気持ちが落ち込み、自ら死んでしまいたいと思うようになった。加えて、職場で入院中の患者に対しても死んでしまえばいいのにと否定的な気持ちを抱くようになった。彼女は近所の精神科クリニックを受診し、うつ病と診断されて抗うつ薬を処方されたが効果はみられず、受診時に感情を爆発させて自分の心臓をナイフで突き刺したいと訴えることもあった。

不適応と退職

この時期、職場ではＭＭさんに対して以下のような点が指摘されていた。

患者の受診相談を担当した時のこと、ＭＭさんはマニュアルに沿って最初から最後まで一方的に話し、相当な時間をかけて説明していたが、その間患者がつらそうにしていることにまったく気が付かなかった。

また、臨機応変の対応が苦手で、乳幼児健診の際、想定していない相談がきたときにまったく言葉を発することができず、表情がこわばって沈黙が続くことが何度かあった。

さらに、相談者からの言い回しがマニュアル通りでないと、どう答えていいのかわからなくなってしまった。その上、彼女の口調の強さや断定的なもの言いについて、患者からクレームが多かった。

加えて、曖昧な表現が苦手で、「仕事の様子をみながら、別の業務にもあたってください」などと同僚から言われても、MMさんにはほとんど通じずにどうしたらいいのかわからない。そのため、彼女はひとつの仕事を終えるまで次の仕事に移ることができなかった。

このようなMMさんの問題点は、ASDの特徴を反映している。「言葉のニュアンスがわからない」「非言語的なコミュニケーションが苦手」「曖昧な表現が理解できない」などはASDにおける問題点として広く指摘されているものであり、これらによって彼女は職場になかなか適応することが難しかったと考えられる。

おそらくMMさんは、学生時代までは、ASD的なコミュニケーションの問題を持ちながらも、クリティカルな立場に置かれることはなかったし、知的レベルは高かったので、それなりに乗り切ることは可能であった。

どんな人でも、就職した当初は勝手がわからず右往左往するものであるが、周囲の人や先輩の動きを「まねる」ことにより、要領を身に付けていく。しかし、ASDの特性を持つMMさんには、そのような学び方はできず、時間が経過しても、自分で処理できることは限られていた。彼らは「人」に対して関心が薄く、小児期においても成人してからも、周囲の人たちの様子をみて、そこから情報を得ることが困難なのである。

MMさんはこの病院を半年あまりで退職した。その後別の医療機関への転職を繰り返している。定型的な業務はしっかりとこなせるが、やはり臨機応変の対応ができなかった。特に患者が高齢者で指示通りの行動をしてくれないときなどは、何をすればいいかわからなくなってしまい、その場でフリーズしたり、過呼吸の発作もみられた。時には理不尽な怒りを患者に向け、激高してしまうこともあった。

ＭＭさんは抗不安薬の服用によって一時的に安定はするが、長期的に仕事を継続するためには、自らのＡＳＤの特徴を自覚し苦手な状況にどのように対応したらよいか十分に検討することが必要である。もっとも、ＭＭさんは仕事での失敗を繰り返す中で、ある程度自分の特性について認識するようにはなってきた。しかしながら自らの問題点にしっかり向き合うことはなかなか難しいようで、現状では比較的単純な定型的な事務作業を継続している。

◆再生のポイント：ＡＳＤには集団精神療法を

ＡＳＤの人は、ＭＭさんのように知的能力が高い場合でも、社会適応に苦しむことはまれではない。またＡＤＨＤと異なり、ＡＳＤの主要な症状に対しては効果的な薬物も発見されていない。このため、薬物療法は対症療法的なものとなる。

現時点でＡＳＤの人の「行動変容」を目的とした治療法としては、集団精神療法が有効である。これは10人あまりの当事者の小グループにおいて、彼らが苦手な場面を設定し、それに対して討議するとともに、ロールプレイを行うことで現実の生活に役立てようとするものである。

このＭＭさんの例で示したように、ＡＳＤの人たちは、知識は豊富に持っていることはあっても、実生活の「常識」に欠けることが多い。これは、前述したように、生活の中で、他の人の行動を見て、それを手本にまねをするという手順をしようとしないためである。彼らは集団精神療法の中で、子供時代に学べなかったことを学びなおす必要がある。しかしながらこういった治療は本人のモチベーションが重要であるとともに、かなりの根気が必要であるため、有効性に個人差が大きい。

症例15
プログラマーの女性（ASD）

人面石、鳥の羽を収集

DHさん（女性、初診時30代）が発達障害の専門外来を受診してから、すでに10年以上が経過している。彼女はASDと診断され、障害者手帳を取得している。この間に、DHさんはほぼ途切れることなく障害者雇用によって就労していたが、2度の転職をしている。さらに最初の夫とは離婚し、間もなく職場で知り合った現在の夫と再婚した。

一見したところ、DHさんは穏やかな雰囲気で人あたりのよい女性である。話しぶりも落ち着いていて、ASDらしいところは見受けられない。

けれども振り返ってみると、子供のころから友人ができず、集団に溶け込むことができなかった。小学校では教師から「自閉症」を疑われて、児童相談所に相談に行ったこともある。児童相談所にしばらく通所した記憶はあるが、最終的にどう判断されたかはよく覚えていない。現在の状態からは想像が難しいが、子供時代、彼女は人と視線を合わせようとはしなかったし、ほとんど喋ることがなかった。感情面でも不安定で、すぐにパニックになったり、怒ったり泣きわめいたりすることがしばしばだった。学校では急に大声で泣き出して、教室を飛び出すこともあった。

さらにDHさんは、特有のこだわりがみられた。人の顔に似た石、鳥の羽などを拾ってきて収集した。ジブリアニメの大ファンで、関連するグッズを買えるだけすべて集めたため、段ボール何箱にもなった。中学生になると、多少周囲のことを気にするようにはなったが、なかなか女子の会話についていけず、よく取り残された。

公立高校を卒業後は専門学校に3年間通い、印刷や電算写植について勉強をした。プログラミングも学んだ。コンピューター関係の知識は豊富で、ある程度の自信はある。卒業後は印刷会社に就職し、インターネットのウェブ制作を担当したが、細かいミスが多くよく怒られた。また業務が重なることが苦手で、パニックになることもしばしばだった。

ＡＤＨＤと酷似した症状も

発達障害の専門外来を受診したとき、ＤＨさんは自分が困っている点を次のように述べた。

仕事

・毎日のように遅刻してしまう。
・同僚の会話に入るタイミングがわからず、黙っていることが多い。
・声の大きさが調整できない。
・電話でも問い合わせにとっさの判断が必要になると、気が動転し、間違ったことを答えてしまう。
・周りの雑音が耳に入ってしまい、電話が聞き取れない。
・来客があっても、忙しいと気が付かない。
・周囲を手伝ったほうがよいのか、判断がつかない。

家族関係

・けんかをしたときに、言葉で言い返せない。
・家事のやり方や、家の中のものの使い方に細かくこだわる。
・家族が少しでも違うやり方をするとがまんができない。
・家族にものを頼むことができない。

以上の点について再検討すると、ＡＳＤに特有な対人関係、コミュニケーションの問題に加えて、不注意、集中力の障害もみられる。ＡＳＤにおいても、ＡＤＨＤに似た不注意症状がみられることはまれではない。

ＡＤＨＤにおける不注意症状と区別することは簡単ではないが、ＡＳＤの場合、必ずしも注意力の低下がみられなくても、そのことがらに関心を持たないことが原因で一見すると不注意になっている場合が多いようである。一方、ＡＳＤとＡＤＨＤの症状が併存することもあり、この場合はＡＤＨＤの治療薬を投与するケースもある。

◆再生のポイント：自由度の高い職場に転職

ＤＨさんは印刷会社を退職後、ある研究機関に障害者雇用で勤務していたが、受付業務などが負担になり退職した。受付の仕事は電話対応に加えてマルチタスク的な業務が多く、うまくこなせなかった。その後はＩＴ関係の企業に、再び障害者雇用として採用された。

就職した会社ではホームページの作成とプログラミングを担当しているが、この仕事では大きな問題はなく現在に至っている。業務は比較的定型的で、リモートワークが多くほとんどが一人で行える点が彼女にとってやりやすいようである。家庭では再婚した夫と2人暮らしで、家事を分担しながら生活を継続している。

DHさんの場合、十分な作業能力は持っていたものの、生来対人関係が苦手なことに加えて、一定の不注意症状があり、仕事になかなか適応できなかった。比較的自由度の高い職場に転職することにより、自分のスキルを活かして安定した経過がみられている。

症例16　仕事でミスの多い女性（ADHD）

頭が真っ白に

SJさん（女性、初診時20代）が発達障害の専門外来を受診したとき、彼女は大学を卒業して建築会社の事務として働いていた。仕事ではうまくいかないことが多かった。作業に集中できないことが多く、ミスが頻繁で、上司から頼まれたことをよく忘れた。周囲の音が気になって、話に集中できないこともあった。

仕事中、常に考えごとをしていることもあれば、思考が止まってしまい、頭が真っ白になる時もあった。同時に複数のことをすることが苦手で、上司と話していても混乱してしまい、いくつかのテーマの話が混ざってしまうこともあった。

学生時代も同様なことがあった。スーパーのアルバイトで、今まで扱っていた商品のことを忘れてしまったり、簡単なレジうちの作業を間違えたりすることがよくあった。運転免許は持っていたが、運転は苦手で事故になりそうなことも何度かみられた。

これまで2か所のメンタルクリニックを受診し、「神経衰弱」「身体表現性障害」などと診断されて抗不安薬と抗うつ薬が処方されたが、いずれも効果はみられなかった。現在通院中の医師からはＡＤＨＤの可能性があることを指摘されたが、その医師には判断ができないということで、専門外来を受診したのであった。

ＳＪさんは、明るい雰囲気の女性で快活な話しぶりの人だった。子供のころのことを聞くと、友達関係に問題はなかったが、そそっかしくて小さなケガが多く、片付けが苦手で机の中が汚いとよく注意されたことを記憶している。成績は優秀だったが、小5の通知表には、「話をよく聞いて反応できるようになってきました」という担任の記載がある。おそらくこれは、あまり先生の話を聞けていなかったことを意味している。

1年浪人し、レベルの高い私立大学の法学部に入学した。浪人中には一時的にうつ状態になることもあったが、大学入学後は順調に単位を取得し、留年することもなく卒業できた。ただレポートなどの課題は先送りすることが多く、出し忘れもよくあったという。

彼女の問題がはっきりしたのは、就職してからだった。顧客との電話のやり取りが頻繁にある仕事だったが、話の内容をすぐに忘れてしまうことがたびたびだった。自分では集中して聞いているつもりであっても、話の内容がインプットされないことが多かった。できるだけメモを取るようにしたが、それでもミスは多かった。また仕事がいくつか重なることも珍しくなかったが、これにも混乱して対応できないことがあった。こんな状態が持続するため、SJさんはこの会社を退職している。

以上の経過から、彼女の診断がADHDであることは明らかである。小児期から不注意さや集中力の障害が指摘され、思春期以降も同様の症状が持続していた。しかしながら、学生時代までは自らの能力でカバーが可能で大きな問題はなかったものの、就職して問題が顕在化したのである。

SJさんにはADHD治療薬の投与を開始し、しばらくの間投与量の調整を行ったが、次第に効果が明らかとなった。彼女はアパレル会社に転職し、事務と受付を担当したが、前の職場の時のようにケアレスミスが頻発することもなく、落ち着いて業務を遂行できるようになった。自分でも、集中力が改善したことを自覚し、時には過剰集中的に仕事をすることもみられている。その後6年あまり経過をみているが、安定した状態が持続し、苦手だった片付けもできるようになってきている。

◆再生のポイント：適応には「職業選択」が重要

このケースは典型的なＡＤＨＤの成人例である。不注意症状が中心のＡＤＨＤでは、学生時代に問題がはっきりしないことが多いため、受診に至らない例が多い。この点は、特に女性において顕著である。学生時代に成績が優秀であったＳＪさんもその例で、就職してからＡＤＨＤの特性が顕在化し不適応がみられている。生活歴を遡って検討すると、ＡＤＨＤの特性がはっきり見て取れる例である。このような軽症のケースでは、どのような仕事を選択するかによって適応が大きく異なる。

症例17
中年の大学院生（ADHD）

複数の仕事でパニックに

KTさん（男性）が専門外来を受診したとき、すでに40歳近い年齢であったが、身分は大学院生であった。ただ就労の経験はあり、大学院に入り直したのは最近のことだった。よく名の知れた理系の大学を卒業後、仕事はこれまで2か所で勤務していた。いずれも医療機器のメーカーで、事務作業や営業担当を経験している。

どちらの会社でもあまりうまくいかずに、つらい時期が多かった。不注意によるミスを繰り返し、気分的に落ち込むことがたびたびあった。日常的にも忘れ物が多く、また指示されたことを忘れて抜かしてしまうことがよくみられた。必要なバーコードを読み忘れたり、複数の仕事が重なるとパニックになったりすることもあった。しばしば抑うつ状態がみられたため、20代より断続的に精神科を受診していた。

子供のころから、不注意と多動傾向がみられたが、学生時代には大きな問題にはならなかった。そのころから片付けは苦手だった。小学校の通知表のコメントはおおむね好意的なものが多かったが、以下のような担任の記述もみられている。

・グループや学級のことを考えた言動と友達への助言をするようになったらと思います。
・集中力を持ち続けられるといいと思います。

専門外来を受診後は、ADHDの診断が下り、投薬内容を変更した。当初はストラテラ中心の処方を行ったが、効果が十分でないため、コンサータにスイッチした。この投薬が奏功し、ミスは多少あるものの、集中力は顕著に改善している。

KTさんは大学院では医療統計とビッグデータの解析を研究テーマにしていた。それは本人の希望した内容だった。大学院の2年目からは、研究活動を継続するとともに、専門に近い分野のアルバイトも開始した。多少の紆余曲折はみられたものの、大学院卒業後は医療機器の承認や医療アプリの作成の業務を経て、現在は化学メーカーの正社員として仕事を継続している。

症例18
外資系コンサル会社勤務（ＡＤＨＤ）

人間関係がうまくいかない

外資系のコンサル会社に勤務するＪＭさん（女性、40代）は、地元の精神科クリニックの紹介で発達障害の専門外来を受診した。仕事のストレスで体調不良になり、このひと月あまりを休職し、ＡＤＨＤの疑いがあると専門医への受診を勧められたのだった。

人づきあいは子供のころから苦手だった。友達はできても長続きしないことが多かった。他の子供に同調することが苦手で、周囲とぶつかることが多く、いじめの被害に遭うこともあった。小学校では忘れ物、なくし物が多く、そそっかしくてよくものにぶつかったり、食べものをこぼしたりした。授業を真面目に聞いていないと、教師から怒られたこともあった。

中学、高校では成績優秀で生徒会の役員もしていたが、やはり友人関係はうまくいかないことが多かった。現役のときにある私立大学を受験して合格したが、本人は満足せず、再受験をして都内の有名大学の文学部に入学することができた。大学時代は本人なりに自由に過ごすことができたものの、先延ばし傾向があってスケジュール管理が苦手なため、課題や卒論の際にかなり苦労をした。

卒業後はしばらくアルバイト生活を続けていたが、20代後半に現在の会社に入社した。当初は事務全般を担当していたが、その後異動となりコンサルタント業務についている。

初診時にＪＭさんは以下の点を自分の問題としてあげていた。

・不注意ですぐに注意がよそに移って作業が終わらない。
・先延ばしにして、手遅れになる。
・時間管理、優先順位がつけられない。
・突然動いて物をおとす、食べこぼしが多い。
・しゃべりすぎてしまう。
・物が捨てられない。
・大事なものがまぎれている気がして、複数回確認する。
・集団に馴染めない。

上記の訴えは、ADHDに典型的にみられるものである。物がなかなか捨てられないという点は、症状的にみれば「強迫症状」であり、JMさんも以前に別の精神科で「強迫神経症」と診断されたことがあった。けれどもこの症状については、別のケースでも説明したように、ADHDによる不注意の結果、二次的に生じたものと考えるのが適切である。つまり「必要なものを捨ててしまうのではないか」という不安が強いため、なかなか物を捨てられないということである。

JMさんには、ADHDの治療薬であるコンサータの投与が開始された。同じころ、当時所属していた会社からの評価が低かったため、その会社を退職し、同業種の他社に転職した。新しい職場では服薬によって仕事のミスは減り、パフォーマンスの向上もみられた。ただ、やはり会社における対人関係は、うまくいかないことがたびたびあるという。

ADHDの特性のある人は、「はっきりものを言う」「思ったことをすぐに口にしてしまう」傾向がみられるが、JMさんについてもこの点が認められた。仕事のチーム内、あるいは上司とぶつかってしまうことがあったので、「相手の話を最後まできく」「話をかぶせない」「話をするときに、いったん自分で言葉をチェックする」といったことをアドバイスした。彼女はこうしたことをある程度、実践することができ、その後は大きな問題なく経過している。しかしながら、過剰集中の傾向は継続していて、うまく手を抜きながら仕事をしていくことが難しいようである。

◆再生のポイント：自己コントロールが必要

ＪＭさんは元来能力の高い人であったが、不注意症状によって十分なパフォーマンスを発揮できず、会社からは低い評価しか得られていなかった。服薬により不注意症状は改善したものの、衝動的な行動パターンについては引き続いて見受けられ、今後改善の余地があると思われる。ただしこの点については、本人の自覚と現場における自己コントロールが必要となる。

症例19
スーパー勤務の男性（ＡＤＨＤ）

ケアレスミスがなくならない

ＭＫさん（男性、30代）は、中肉中背だが、がっしりした体格の人であった。診察室では寡黙で多くのことは述べなかったが、話しぶりは明確だった。彼は北関東の出身で、中堅の私立大学を卒業後、水道などの整備会社に2年ほど勤務した後、全国展開をしているスーパーマーケットに転職した。

子供のころを思い出すと、忘れ物が多く、頻繁に文房具や教科書を忘れていた。ものをなくすことも多かった。片付けが苦手で、通知表に「整理ができない」とコメントされたこともあった。友達は多くはなかったが、感情的に不安定になることも少なく、学校で大きな問題を起こすこともなかった。

中学以降も物静かな存在で、テストなどでケアレスミスが多かったが、学校で問題にされることはなかった。運動は好きで、中学でバスケット部、高校で空手部に所属していた。部活に熱中し過ぎることはなく、成績は比較的上位だった。

大学時代にコンビニでアルバイトをしていたときには、レジでの入力ミスが多く、よく注意をされていた。最初に就職した整備会社では、電話の受け答えについてのミスや、書類のチェックミスなどがよくみられ、経験を積んでもなかなか改善しなかった。

現在の会社に転職してからも同様な状態だった。発注や品出しなどでケアレスミスが頻繁で、やはり片付けが苦手だった。他にも細かいミスが多く、仕事の全体像を把握できないため、余計なことに時間をかけてしまうこともあり、上司からしばしば注意を受けたため、自分なりに努力をしたが同じような状態が続いていた。「一点に目がいってしまって、全体がみられなくなる」というのが、本人の主張だった。

ＭＫさんは自らＡＤＨＤではないかと考え、発達障害の専門外来を受診した。診断としては、本人の言うとおり、典型的なＡＤＨＤと考えられた。はっきりした多動、衝動性の症状はみられなかったが、小児期から不注意、集中力の障害がみとめられ、忘れ物が多く、片付けが苦手で、思春期以降、成人になってからも、ケアレスミスが頻繁にあった。

ＭＫさんの症状は比較的軽症であり、学生時代まではははっきりした不適応はみられなかった。だが、仕事となると、より正確で素早い処理が求められる。そこで不注意に基づく問題が表面化し、自ら病院を受診することになったのである。

ＡＤＨＤの診断のもと、本人の希望もあり、ＭＫさんには投薬を開始した。薬剤としてはコンサータを用いた。何度か投与量の調整が必要であったが、仕事のスピード、パフォーマンスとも顕著に改善し、上司から問題にされることはまったくなくなったどころか、仕事ぶりが評価されてエリアマネージャーに昇格し、毎日複数の店舗で後輩やパート職員の指導、管理を行っている。

◆再生のポイント：服薬と生活のリズム

ＭＫさんにおいては薬物の副作用はみられず、生活のリズムも規則的にしているため、現在のところ数年に渡って安定した状態が持続している。今後は、睡眠不足と過剰集中的な仕事のやり過ぎに注意が必要である。

症例20
高学歴で大手金融機関勤務（ＡＤＨＤ）

頻繁に周囲にちょっかいを出す

ＹＫさん（男性）は40代前半。大手生命保険会社に勤務する会社員である。彼は受診した近隣のクリニックの医師に勧められて発達障害の専門外来を受診した。前医では、「自閉症スペクトラム障害の疑い」と診断されていたが、本人は次のようなことを訴えていた。

・物を取りに行っても、途中で考えが途切れて、別のことにとりかかったりする。

・時間どおりに物事が進まない。
・忘れ物やなくし物が多い。
・妻や子供やそれ以外の人に対して、怒ると制御がきかない。

幼稚園のころから落ち着きのない子供だった。周りの子供のじゃまをしたり、ちょっかいを出したりすることが多く、よく怒られていた。また周囲の子供と同じように行動することが苦手だった。小学生になってもよく周囲にちょっかいを出し、前の席の子供に手を出したりするために、一番前の席に座らされたこともあった。

彼はじっとしていることが苦手で、忘れ物や落とし物が頻繁にあった。成績は上位だったが、学習面でも生活面でもケアレスミスが多かった。人の話をきちんと聞くことは苦手な一方、好きなことには集中する傾向がみられた。中学生のときは、ささいな事から他の生徒とのトラブルが頻繁にあった。

高校時代は自分を抑えて、受験勉強に専念した。そのおかげで関西方面にある偏差値の高い国立大学の工学部に合格した。大学時代には大きなトラブルはなかったが、人間関係でうまくいかず、あまり楽しい思い出はない。

卒業後は大手の生命保険会社に就職し、保険関連以外にも、株式、先物売買などさまざまな金融商品を扱った。最近では、会社のコンピューターシステムのチェックを行っていた。しかし、仕事では細かいケアレスミスが多かった。また自分の感情を抑えることが難しく、物にあたったり、先輩、同僚に対して怒鳴ったりしてしまうこともみられた。

結婚して子供が生まれてからは、いらいらして妻と子供に対して攻撃的になることがよくあった。このため、妻は離婚を望んでいた。また会社からは暗にリストラの対象であることが告げられ、1~2年のうちに転職するように勧められていた。

専門外来の受診時、症状と経過からADHDと診断されることを説明し、本人の希望もあり薬物療法を開始した。当初ストラテラの投与を行ったが、効果が不十分で細かいミスは減らなかった。そこで投薬内容をコンサータの併用とした。

コンサータの開始により気分的には安定し、少量の服薬でも急に怒ったりすることはみられなくなった。コンサータを徐々に増量することにより、ケアレスミスも次第に減少した。その後数年間外来通院を継続しているが、仕事におけるパフォーマンスは平均以上のものを出せるように改善した。同僚や上司とぶつかることもあるが、感情的にはおおむね安定している。ただし妻との関係は修復できず、いまだに別居状態が続いている。妻の方は関係を修復する気持ちはないようだが、経済的な理由のため離婚までは望んでいないらしい。

◆再生のポイント：薬物が奏功するも、家族との関係が……

このケースにおいては、薬物療法が奏功し、会社では以前はリストラ対象であったが、現在は十分な戦力として受け入れられている。ただ本人は、自分のパフォーマンスに満足しておらず、仕事のミスや効率について改善の余地があると考えている。修復が困難であるのは、家庭における妻との関係である。数年間別居を継続しており、関係の改善は難しいようである。

ＡＤＨＤの男性は仕事に関してはこなせている場合でも、家庭生活に大きな問題を持つことが多い。一般の人においても同様のことはみられるが、家庭において、家族の話にほとんど耳を傾けなかったり、上の空で聞き流したりしがちで、生返事で約束をしてもそのまま何もしないことも珍しくない。こういう状態が長年続くと、パートナーとの間柄が修復不能となりやすいのである。

第3章のまとめ

本章においては、社会人になってから何らかの不適応をきたした例について述べた。全体的に見ると、ＡＤＨＤにおいては、投薬の効果と本人の努力により、平均以上のパフォーマンスを得ることが可能となった例が多い。

一方でＡＳＤにおいては、対人関係やコミュニケーションの問題は投薬による改善は期待できないため、苦手な状況における本人の対応力が必要となる。あるいは苦手な状況に身を置かない工夫が重要である。

第4章　起業家とフリーランス——天才たちにひそむ発達障害

天才たちにひそむ発達障害

新しい科学的な原理を発見しこれまでにない技術を作り出すのは、聡明な科学者や研究者たちであるが、それを広く事業として定着させるためには、進取の気性を持つ「起業家」の存在が必須である。彼らの途方もないエネルギーによって、産業の形態や人々の生活の基本的なシステムを一変することが可能となる。いくら知的に優秀な秀才であっても、現状に満足している人たちに変革はできない。

従来から起業家には変わり者が珍しくなく、「異端者」も多いことや、トラブルメーカーとなりやすい傾向が指摘されてきた。現代の著名な起業家であるスティーブ・ジョブズやイーロン・マスクにおいても、奇矯で時には反社会的ともいえる言動が繰り返し報告されている。その背景に発達障害、特にＡＤＨＤの特性が存在していることが、少なからずみられる。

筆者は『天才と発達障害』（文春新書）で、著名な芸術家や科学者とともに、起業家においても、ＡＤＨＤの特性が頻繁に認められることを指摘してきた。たとえばイーロン・マスク本人は自身についてアスペルガー症候群と称しているが、実はＡＤＨＤの特性が濃厚である（専門医の診断は受けていない）。

序章の繰り返しになるが、ここでアスペルガー症候群が含まれるＡＳＤとＡＤＨＤについて、簡単に説明しておきたい。ＡＳＤの特徴は、対人関係、コミュニケーションの障害と特定の事柄への過度のこだわりである。一方、ＡＤＨＤは、不注意・集中力の障害と、多動・衝動性が主な症状である。

このように文字にすると両者の症状はまったく異なっているが、実際の当事者においては、症状の類似性が大きく、区別が難しいことが多い。ＡＳＤの特徴として、「空気が読めない」「場の雰囲気がわからない」ことがよく指摘されるが、ＡＤＨＤにおいても同様のことはまれではない。ＡＤＨＤの人は「空気を読めない」のではなく「空気を読もうとしない」のである。彼らは空気を読む前に、自分の思うままに発言してしまう傾向が強いため、その場から浮いてしまいがちになるのである。

有病率から言えば、ＡＤＨＤはＡＳＤの5倍以上であることが知られており、実際の臨床場面では、本書の症例にみられるように、本来はＡＤＨＤであるケースが、ＡＳＤと見なされている、あるいは本人がそう思っているケースをしばしば見かける。

症例21
イーロン・マスク（ADHD）

危険な状況を好み、周囲から浮いた少年

イーロン・マスクは世界有数の資産家であり、世界一の富豪とも言われる。同時に彼は、ビジネス界におけるトップリーダーであり続けている。イーロンがCEOを務める電気自動車企業テスラ社は、世界のマーケットにおいて最も注目されている企業の一つである。けれどもその株価は、イーロンの奔放な発言によって乱高下する。

テスラにとどまらず、イーロンは宇宙開発企業スペースXの創設者およびCEO、太陽光発電システム企業ソーラーシティの会長なども務めている。ウクライナ戦争の初期には、スペースXの人工衛星の通信システムを用いてウクライナを支援したことも記憶に新しい。

イーロンは1971年、南アフリカ共和国の富裕層に生まれた。父親は電気関係の技術者で、自らの事業でかなりの成功を収めていた。母親はカナダ出身である。母方の祖父ジョシュアは、型破りの特異な人物であった。彼は母国でカイロプラクティックの診療所を経営していたが、飛行機に興味を持ち、自ら操縦して北米中を飛び回っていた。

ジョシュアは1950年、突然南アフリカへの移住を決めた。自宅も診療所も売り払い、一家そろって南アフリカのプレトリアに転居した。そこで彼は、アフリカからスコットランド、さらにオーストラリアへと自ら操縦桿を握って文字通り飛び回った。この祖父の「危険な状況を好む」特性は、イーロンに受け継がれているようである。

イーロンは10歳のときにプログラミングの勉強を開始し、13歳で彼が作成したソフトウェアBlastarが南アフリカの業界誌に掲載された。これは宇宙を舞台にしたSFゲームであった。

イーロンは子供時代から、周囲とはまるで変わっていた。好奇心が旺盛で、目についたものは片っ端から何でも拾いあげた。早熟で頭の良さははっきりしていたが、ときどきぼうっとして、心ここにあらずといった状態になった。そういうときには、話しかけても遠くをぼんやりとみるような目つきで、何も受け付けなくなってしまう。

彼の母は「周囲からは、息子がまるで別世界に行ってしまったかのように見えるんです。今でもそういうところがありますけど」と述べている。こういう状態のときは、「外界と遮断して一つのことに全神経を集中」させていて、心の目でイメージを細部まで明確にとらえることができたという。

少年時代のイーロンは、本の虫だった。たびたび近くの書店のフロアに座り込み、本を読みふけった。学校の図書館の本を読み尽くしてしまうと、イーロンはブリタニカ百科事典を読み始めた。そしてその内容をすっかり覚えてしまい、「歩く百科事典」と呼ばれるようになった。

しかしイーロンは、対人関係は得意とは言えなかった。少年時代のイーロンは人の誤りを正さずにはいられないところがあり、そのため相手の神経を逆なでしてしまい、周囲の子供たちから浮いてしまった。トラブルになる可能性があるとわかっていても、その場で発言せずにはいられない。このような特性は、ＡＤＨＤの人にもＡＳＤの人にもみられるパターンである。

11歳のころ、父親からコモドール社のパソコンを買ってもらったイーロンは、一睡もせずに熱中し、わずか3日でプログラミング言語Basicを習得してしまった。また当時、爆弾やロケットを手作りしようとして、大けがをしそうになったこともある。祖父ゆずりの危険な行動も好み、バイクレースをして放り出されて有刺鉄線に激突したこともあった。やはり友人関係は長続きせず、転校を繰り返した。深刻ないじめの被害も何度か経験した。このように頻繁にいじめに遭い転校を繰り返した点は、本書で紹介してきたケースと一致している。

不眠不休

1989年、イーロンは母方の親戚を頼ってカナダに移住した。これは行き当たりばったりの行動だったが、彼の「覚醒」の第一歩となった。イーロンは親類の農場や穀物貯蔵所などで働きながら、カナダのクイーンズ大学をへて米国のペンシルベニア大学で経済学と物理学を学んだ。

やがて弟のキンバルも合流し、彼らは新聞から情報を得て興味のある人物をみつけると、いきなり電話をして「会ってランチをご一緒したい」と申し出ることを繰り返した。こうして2人は、大リーグのマーケティングの責任者や、経済誌の記者、銀行の役員などに実際に会うことができた。

1995年、イーロンはインターネットを使用した道案内サービス会社を起業し、さらに1999年にはペイパル社の前身であるXドットコム社の共同設立者となった。こうした事業の売却により、イーロンは巨額の利益を手にした。2002年に宇宙輸送を可能にするロケットを製造開発するスペースX社を設立。2004年には電気自動車ベンチャーであるテスラ・モーターズ社に出資し、その後会長およびCEOに就任した。

イーロンはこれまでSNSなどで突飛で衝動的な発言をしばしば行っている。彼の発言が原因で、テスラ社などの株価を急落させることも何度かあった。2018年4月1日のエイプリルフールには「テスラ社が経営破綻した」とツイートし、株価を最大8%下落させてしまった。

一方、職場でのイーロンは相当なハードワーカーで、テスラの社員によれば、イーロンほど長時間働いている人間はいないし、デスクやテーブルの下で丸まって寝ている彼をよくみかけるという。

イーロン自身は「起きているときは常に働く。特に起業する人には言っておきたいことです。他が週に50時間働くなら自分は100時間働く。そうすると会社としては、本来の2倍仕事量をこなせたことになります」と述べている。イーロンは部下に対する要求も厳しく、無茶な仕事を押し付けたり、無遠慮な批判を繰り返したりすることもたびたびあった。こうした点は、部下に不眠不休の仕事を強いたエジソンに類似している。

イーロンについて確実に言えるのは、途方もない記憶力と想像力を持っていること、特殊な夢想状態に入ることがあること、他人に配慮しない言動をしてしまうことなどがあげられる。またかなりのハードワーカーであり、不眠不休の仕事もいとわないことも特徴の一つである。

イーロンは対人関係に難点はあるが、学生時代も起業してからも、対立しながらも多くの人と交流している点は、一般的なＡＳＤとは異なっている。通常ＡＳＤにおいては、対人関係が苦手で単独での行動を好む特徴がみられるが、イーロンは真逆で次々と新しい事業を開拓し、多様な人たちとともに仕事をしている。

また読書やプログラミングなどに過度に熱中する様子は、ＡＤＨＤによくみられる「過剰集中」と考えられる。またイーロンの対人関係の悪さは、「あまり考えずに余計なことまでつい言ってしまう」という特徴が影響しているものと思われる。このように見てみると、特定のものに過剰な集中力を発揮するとともに、いたずら好きで、危険を顧みない傾向の強いイーロンは、ＡＤＨＤの特性を持っていると考えられる。

起業家とＡＤＨＤの関係をテーマにした研究

社会科学の分野においても、起業家とＡＤＨＤ特性の関連に着目した検討が行われつつある。大阪経済大学の江島由裕（専門は起業論）らは、大手オンライン調査会社が保有するＡＤＨＤのモニターの中から13例（33〜72歳）の起業家を抽出し、彼らの特徴について検討を行った。
対象者に対して、「どのような背景、理由がきっかけで、現在の事業形態（起業）を選んだか」「現在の事業形態（起業）を選んでから、ビジネスはうまくいっているか」「現在の事業形態（起業）で仕事をする中で、自分がＡＤＨＤであることを意識することはあるか」「ＡＤＨＤの診断を受ける前と受けた後で、仕事や生活に何か変化はあったか」などの質問に対して、具体的に記述することを依頼した。この結果を彼らは、以下のように述べている。

「起業背景では、組織とのミスマッチに呼応する形で背中を押してくれる力と、好きなことや得意なことへコミットするという、就労マインドの変化やその変化の方向性がみられ、これが生きづらさからの逃避の起点となっていることがわかった。その後の事業展開では、引き続き摩擦・失敗が生じる中で、周囲への働きかけ、こだわりと学びという変化志向が共存し、ＡＤＨＤの個性表出とそこからの学びや制御の試行錯誤がみられた。事業成果については、ＡＤＨＤ起業家は、他者のために良いことを、自身の事業価値として認知していると理解できた。こうした起業背景や事業展開に大きく影響を与えたのが診断であり、ＡＤＨＤの症状の客観視が鍵を握っていた」

本研究は少数例による予備的な内容であり、ＡＤＨＤと起業家的な精神の関連については、今後の詳細な検討が待たれる。

「ＥＯ」という指標

海外の先行研究においても、起業におけるＡＤＨＤの肯定的な側面を示すものが多い。

Wismansらは、小規模から中規模の企業の経営者を対象に、ＡＤＨＤ症状と起業家志向性（entrepreneurial orientation: ＥＯ）の関連を検討した。ＡＤＨＤ症状については、ＡＳＲＳ（成人期ＡＤＨＤ自己記入式症状チェックリスト）により評価を行った。ＡＳＲＳは、ＡＤＨＤのスクリーニングのために広く使用されている評価スケールで、総得点、多動症状、不注意症状を指標としている。ＥＯについては、総得点、革新性、積極性、リスク志向性を指標とした。

この結果、ＡＳＲＳ総得点とＥＯのリスク志向性に有意な正の相関がみられ、ＡＤＨＤ

の多動症状とＥＯ総得点にも有意な正の相関がみられた。ＡＤＨＤの不注意症状とＥＯの革新性には、有意な負の相関がみられたとしている。

このようにＡＤＨＤの特性と起業の関連性について肯定的に認めている研究がある一方で、ＡＤＨＤの特性のマイナス面を指摘する報告も少なくない。そもそもＡＤＨＤにおいては不注意でミスが多く、またミスを繰り返すことで当事者本人はうつ状態や不安障害を示しやすいため、安定した状態を持続することが難しいとの指摘がある。

実際のところ、イーロン・マスクの例をみればわかるように、起業に成功したＡＤＨＤの個人は、上記のマイナス面の特性を持っていたとしても、途方もない努力と過剰集中的な働き方でそれを克服した人が少なくないと考えられる。

症例22
大企業から地元に戻って成功（ＡＤＨＤ）

部下が出した大損失が転機に

ＨＡさん（男性、50代）は、北関東の出身である。実家は不動産業を経営していたが、経営はうまくいっていなかった。本人にも家業を継ぐ気はなく、東京の有名大学工学部を卒業後、ある大企業に就職し、金融機関のシステム設計の業務を担当していた。自分ではうまく仕事をこなしているつもりであったが、上司と関係がうまくいかないことが多かった。思い返せば、生意気な態度だったのかもしれないが、当時はそういう認識は持っていなかった。ケアレスミスが多く、マルチタスクが苦手な傾向があったが、大きな問題にはならなかった。

子供時代を思い出してみると、幼稚園のころから活発で目立つ子供だった。けんかが多く、落ち着いて話をきかないところがあった。小学校のころには忘れ物やなくし物が目立って多かった。友人は多かったが、おしゃべり好きで、うっかりミスがよくあった。こういった点は、ＡＤＨＤに特徴的である。通知表には、以下のような指摘がみられているが、不注意や多動傾向と関連した内容である。

小１：私語が多い、早合点の傾向、行動に乱暴なところがある。
小２：多少、落ち着きが出てきました。
小３：集中できないことがしばしばみられます。

小4：気まぐれなところがあります。
小5：授業中の聞き洩らしが多いので注意しましょう。

中学は地元の公立に進学した。この時期にあまり目立った思い出はないが、やはり忘れ物は多かった。高校は県立の進学校に入学、自由な校風で楽しく過ごした。よく遅刻したことを思い出す。

就職すると、周囲には自分より高学歴の優秀な社員が多かった。HAさんは最難関とまでは言えない私立大学の出身だったので、学歴に引け目を感じていた。会社が海外事業を拡大している時期だったので、彼は英語の勉強に熱中し、自分でも相当頑張って、TOEICで満点に近い高得点をあげることができた。

やがてHAさんは英語力を買われて国際事業部に異動となり、東南アジアに赴任し、現地の責任者として、基幹銀行のシステム管理を担当した。海外での仕事は順調だった。国内に比べてはるかに自由度が高く、自分の思う通りに仕事ができた。

しかし突然、予期せぬトラブルが起きた。直属の部下と現地の関連会社が担当していた資産運用が失敗し、数億円の損害を出してしまったのである。

この問題の事後処理と引継ぎの後、冷や飯を食いながら、会社に残ることもできたが、HAさんはそれをよしとしなかった。これが彼の転機となった。大学入学以来ほとんど帰ったことのなかった故郷の町に戻ることに決めたのである。30代の半ばだった。

事業拡大

故郷に住むのは、大学入学のために上京して以来のことになる。久しぶりに暮らすことになった故郷は、以前とあまり変わりのない田舎めいた町だった。駅前の古ぼけた商業ビルは20年前と変わることなく、さえない姿を見せている。テナントの入れ替えはあったが、1階のドラッグストアと地下のスーパーは以前のままだった。

HAさんが帰郷したとき、実家の事業は引き続きHAさんの父が経営していたが、内情は火の車だった。借金が積み重なり、いつ倒産してもおかしくない状態だった。父は地方の有力者といったタイプの人物できさくで豪気な人であったが、これまで何度か詐欺に遭って、地面師などにかなりの額を騙しとられていた。

HAさんには、父の事業の2代目社長として、細々と経営を続けていくという道も考えられた。負け犬にはそれもふさわしいと自虐的に思ったときもあった。しかし、HAさんは新しく挑戦する道を選択した。事業の拡大である。

そのきっかけが何であったか、今は明確には思い出せない。このまま終わってたまるものかという意地なような気持ちもあったし、自分に期待してくれている家族や会社の従業員の視線も影響していたのかもしれない。

社長に就任したＨＡさんは、会社の事業を大きく転換した。これまで扱っていたのは不動産関連の事業であったが、それにとどまらず、ビルのメインテナンスと清掃、警備事業、人材派遣、建築資材関連など多角的な事業に乗り出した。

当初、新規事業の立ち上げや資金繰りに苦労はしたものの、その地域にライバル会社はなかった。また社長自ら先頭に立って、それこそ不眠不休に近いかたちで仕事を進めていく中で、次第に優秀な人材が周囲に集まってくるようになり、初年度から黒字達成が可能となった。それから20年あまりが経過し、今や地域における中核企業として重要な役割を担っている。

◆再生のポイント：ＡＤＨＤの利点を生かす

小児期から学校時代の様子を見ればわかるように、ＨＡさんには典型的なＡＤＨＤの特徴がみられている。就労してからは自分なりに注意をしていたが、ケアレスミスが人より多く、遅刻が頻繁にあった。

経営者になってからも、注意はしているものの、時間にルーズな点はなかなか変えられなかった。事業は全体的に順調に推移しているものの、自分としてはもっと他の分野にも進出したいという気持ちがある。ただ現状でもかなりの業務を抱えているので、なかなか取りかかれないという不満を持っている。

今のポジションになって、生意気で横柄な態度が一時的に助長された時期があった。経営者だから傲慢で当然という気持ちがあり、言いたいことをどんどん発言してしまい、部下や別の会社の人間とちょっとした言い争いになることもあった。けれども最近は他の経営者を見習って穏やかな態度をとるように努力をしている。

それでも家族からの評価には厳しいものがあった。妻によれば、HAさんは「いつもいらいらしている、毒気がある」「すぐに切れて怒鳴る」「先走って、勝手なことを言う」ため、家では口論が絶えなかった。それで本人もADHDの特性を自覚し、専門外来を受診したわけである。受診時には「少しでも変われるなら」と服薬を希望したため、ADHD治療薬であるインチュニブが処方された。

インチュニブはＡＤＨＤの治療薬の中で、もっとも最近登場した薬物である。不注意症状にも効果があるが、衝動性の抑制に有効性が高いと指摘されている。具体的には、「思ったことを考えずに言ってしまう」「すぐにかっとなりやすい」といった特徴や、過剰集中しやすい、何かにはまりやすいといった衝動性と関連する症状に効果的であることが報告されている。

この薬の服用によって、家族によれば「怒ることが減った」し、本人も感情がコントロールできるようになるとともに、注意力も増して安心して運転ができるようになったという。その後数年間経過をみているが、会社の経営は順調に経過し、家族や部下との対人関係も安定したものとなっている。

症例23
個人開業して成功（ADHD）

ケアマネのケアレスミス

ＨＡさんのように経営者として華々しい成功を収めるまでに至らなくても、個人経営者として成功している人もみられる。

ＴＮさん（男性、30代前半）はケアマネージャーとして介護関係の事務所に勤めていたが、事務所の上司に勧められて、はじめて精神科の専門外来を受診することになった。

子供のころより落着きがなく、不注意で忘れ物や落とし物が多かった。ランドセルを忘れて登校することもよくあった。飽きっぽく一つのことを長く続けられないことが多いので、よく親から注意を受けていた。一方でかっとしやすく、急に一人でどこかに行ってしまうこともみられた。

高校卒業後、一時的にうつ状態となり自宅に引きこもっていたが、その後福祉関係の大学を卒業して、ソーシャルワーカーの国家資格を得て上記の事務所に就職し、高齢者のグループホームなどで仕事をしていた。

けれども、仕事ではケアレスミスが頻繁に起きた。利用者や家族からの評判は良かったが、事務処理が苦手で、周囲からたびたびとがめられた。気分が落ち込むことが多くなり、このまま仕事を続けていいものか悩むようになった。職場の同僚の多くは年上の女性だったが、ＴＮさんは彼女たちから繰り返し細かい指摘を受けることが、何よりも苦痛だった。

専門外来でＴＮさんはＡＤＨＤと診断され、本人の希望もあって、投薬が開始となった。

コンサータを増量することにより次第にTNさんの状態は安定し、集中力、理解力が改善することにより、仕事のミスは減り、パフォーマンスも顕著に向上した。これは投薬の効果がみられたことを示している。

このように安定した状態が続いたため、職場で注意を受けることも少なくなったが、年配の女性に囲まれた職場の環境には馴染めなかった。このためTNさんは同業の他社に転職したが、そこでも対人関係があまりうまくいかなかった。服薬は続けていたので業務自体に問題はなかったが、同僚から「話をちゃんと聞いていない」「生意気だ」と批判されることがあり、ストレスから突発性難聴を発症したこともあった。

外来を受診してから約2年後、TNさんは一人で個人事務所を開設した。これが転機となった。ケアマネージャーの仕事を続けるとともに、各種の研修会の講師を務めるようにした。講演会の評判はよく、講師の依頼をこなすのがたいへんになった。

その後10年あまり外来で経過をみているが、TNさんの仕事ぶりは順調で周囲の評判もよく、働きすぎと言えるほど多忙な状態が持続している。服薬の効果も継続してみられ、ケアレスミスは人並みで十分なパフォーマンスをあげている。

◆再生のポイント：組織よりも個人

このケースは、会社という組織で働くことが苦手で、個人開業に踏み切り成功した事例になる。ＡＤＨＤにおいては、このような行動パターンをとる人が少なからずみられている。こうした起業が成功するには、本人がハードワークを厭わぬことに加えて、事業が本人にとって興味のある内容であることが重要である。

症例24
データ分析企業を起業（ADHD）

認められたい

ＵＫさん（男性、30代）は現在、データ分析の会社を個人で起業し、仕事は順調である。以前は建築関連の会社に勤務していたが、現在の年収はその当時の2倍以上である。

しかし彼のたどった道のりは平たんではなく、苦労の連続だった。何よりもつらかったのは、出来のよい兄と比較されることで、いつかは周囲に認められたいと思っていた。

子供のころの友達は少なく、変わっていると言われていじめの対象だった。不注意の症状は明らかにみられ、忘れ物が多く、整理整頓が苦手だった。忘れ物を親に届けてもらったことも何度かあった。

それに加えて、落ち着きもなかった。学校の教室ではよくおしゃべりをし、つい言い過ぎることもあった。授業中にもじっとしていられずに、立ち歩きをすることもみられた。それでも親のすすめで勉強にはしっかり取り組み、中学受験のために塾にも通った。第1志望の難関校は不合格だったが、第2志望の中高一貫校には合格できた。

しかし、入学した学校は校風が厳格で、UKさんには合っていなかった。多少の友人はできたが、成績は勉強しても思ったほどは上がらなかった。ならばスポーツで認められようと、バレーボール部に入って自分なりに頑張ったが、周囲からは受け入れてもらえなかった。

3つ年上の兄がいわゆるSランクの大学に入学したこともあり、UKさんも少しでも上位の大学に合格できるように頑張って受験勉強に取り組んだ。UKさんは1年浪人し、ようやくBランクの私大工学部に入学することができた。しかし、家族は誰も評価してくれなかった。それどころか、兄と比べて出来の悪い弟と非難されるだけだった。

大学時代はなんとなく過ごしてしまった。それなりに友人はできたが、印象に残る思い出はない。卒業後は、建築関係の会社に就職した。かなり多忙で、残業もよくあった。UKさんは土木事業に関する調査や建物の設計、データの解析などを任された。

会社では仕事の能力は評価されたし、自分でもよく勉強したが、ケアレスミスは多かった。仕事中でも家でも、理由なく急に落ち着きがなくなることもみられた。対人関係に大きな問題はなかったが、しゃべりすぎたり、人の話にかぶせて話したりすることもあった。

UKさんは自ら精神的に不安定であると感じて、近医のメンタルクリニックを受診し、うつ病と診断され投薬を受けたが、状態に改善はなかった。その後、そのクリニックからの紹介で発達障害の専門外来を受診した。診断としては、ADHDとして典型的であったため、本人の希望もあり、コンサータの投与を開始した。

これには目覚ましい効果があった。自覚的にも精神的に安定し、頭の中が整理された。余計なことを考えることがなくなり、業務のスピードは目覚ましくアップした。さらにミスもほとんどなくなった。薬物の量は最小量から開始し、数か月かけて調整を行った。

専門外来を受診して約1年後、UKさんは独立して個人で会社を設立することを決めた。彼の起業は重大な決断だった。会社は決して居心地の悪い所ではなかったし安定した生活が保障されていたが、本人は会社の「決まり」に縛られずに、自由に活動したいという気持ちが強かったのである。

幸い、この試みは成功した。仕事に関しては、勤務していた会社から継続して依頼を受けることができた。独立後も5年以上にわたり外来通院を継続しているが、途切れることなく仕事を続けることができた。また、ＵＫさんの収入は会社員時代の倍以上に増え、Ｓランクの大学卒で有名企業に勤務する兄をはるかに超えたのであった。

◆再生のポイント：投薬と起業

ＵＫさんはもともと能力の低い人ではなかったが、ＡＤＨＤの不注意症状によって、安定した仕事のパフォーマンスは得られなかった。また家庭においては、いつも優秀な兄と比較されるため、常に身の置き場のない気持ちを持っていた。

けれども投薬による顕著な効果によって、ＵＫさんの生活は一変した。仕事のスピードも質も顕著に改善し、さらには独立して自ら起業するに至ったのである。

第４章のまとめ

ＡＤＨＤの特性を持つ人は、もともと対人関係を苦手にしないことが多い。だが、些細な失敗を重ねたり、衝動性から問題発言を繰り返すことによって、周囲から孤立したり、あるいは自分から身を引くような状態になっているケースがある。こういった場合、自ら起業してフリーランスとなるケースは珍しくない。他にも、データ分析、動画作成、アートメークなどの会社を個人で立ち上げて成功している当事者も存在している。

イーロン・マスクの例をみればわかるように、ＡＤＨＤの特性を持つ起業家の一部は、「大きな成功」を収めている。過去の時代にさかのぼれば、発明王であるとともに多くの新規事業を立ち上げたトマス・エジソン、アップル・コンピュータ社の創業者であるスティーブ・ジョブズがいる。日本では、一代で巨大な家具のチェーン店網を作り上げた似鳥昭雄氏が代表的な存在である。

今やニトリは、家具やインテリア用品の分野のリーディングカンパニーである。似鳥氏は学校時代、まったくの落ちこぼれで発達障害の特性もあり、「先生のいうことが理解できない」「1分くらいしか集中して話をきけない」「高学年になっても自分の名前を漢字で書けなかった」「片付けが苦手」など数々の問題を抱えていたという。子供時代は集中力に欠け、片付けが苦手で、勉強に手が付かなかった。さらにいたずら好きで、いつも周囲を笑わせようとチャンスをうかがっていたともいう。

似鳥氏の特徴は発達障害、特にADHDの可能性を示している。不注意さ、集中力のなさがみられることに加えて、いつも何かしていないと落ち着かず、あたりをうろうろするだけでなく、実際に何かをしでかしてしまう。これはADHDの特性そのものである。一方で事業において似鳥氏は、自らのビジョンの達成のためには、常識の呪縛から抜け出そうと考えていたという。

ここまで述べてきたように、ADHDの特性を持つ起業家の人たちは、新奇なアイデアと途方もない突破力で、世界に新しい「光」を創造してきた。そして最終的には華々しい成功を勝ち取ったのであるが、実は彼らの人生は激しいアップダウンの繰り返しであり、「天上」にいた時期もあれば、「奈落」に突き落とされたときもあったことを忘れてはならない。この変動の激しさ、ブレの大きさが発達障害、特にADHDを持つ人の人生の特徴であるが、彼らが奈落から復活するパワーを持っていることを忘れてはならないし、見ならうべき点でもある。

第5章　長く続く不適応——自分の考えに固執しすぎる人々

長く続く不適応

ここまでの章においては、苦労を重ねながらも最終的にはそれなりの成功を収めたケースを中心に記載してきた。不登校から引きこもりに至っても、本人の奮起と周囲の援助により、難関大学の受験に成功した例もあれば、仕事における大失敗から失地を回復し、高い評価を得ることができたケースも紹介した。現実にそういったタイプのケースは少なからずみられている。

前述したように発達障害の診療は、他の精神疾患と大きく異なる点がある。うつ病などにおいては、治療が成功して「寛解」に至ったとしても、病前のレベルまで完全に回復することはまれである。一見すると元の状態に戻っているように見える人でも、十分に内的なエネルギーが回復していないため無理がきかない状態になっていることも多いし、再発のリスクは常に存在しているからである。

ところが発達障害、特にADHDにおいては、治療前の状況よりもはるかに本人の状態が改善し、学校や会社に良好な適応を示すだけではなく、すぐれた能力を発揮している例も珍しくない。前章で記載したように、起業家として成功している人もみられる。

しかし、その一方で、長く世の中から消えて沈没したままのケースも存在している。学生であれば不登校や引きこもりから転校を繰り返すが、そのままどこにも適応できずに社会参加を拒否している例や、社会人においては、知的能力が高く十分な学歴を持っていても、就職した会社でトラブルを繰り返し、いろいろ動き回って何度も転職するがなかなか落ち着いて仕事を継続することができない人もみられる。

正確な統計は存在していないが、発達障害全体でみれば、「成功」に至った例は、実はわずかなのかもしれない。ただし、病院を継続的に受診し、正確な見立てのもとで担当医の言葉に耳を傾けている人においては、改善率はかなり高いように思える。この章では、回復するまでに長い時間を必要とした例について検討したい。

自分の考えに固執しすぎる人々

人生における失敗の原因はさまざまであり、本人の能力不足のこともあれば、周囲のヘルプが十分でないケースも少なくない。しかしながら、外来で診療をしている経験からすると、発達障害の人の場合、「自分の信念や考えに固執し過ぎる」例において経過が芳しくないことが多い。

発達障害を持つ成人の大部分は、通常の社会生活を営んでいる。そういった意味では彼らは健常者である。一方、たとえばうつ病の人はその症状のために、自分の状態について詳しく調べたり、客観的に判断したりすることが難しいことがある。さらに統合失調症圏の疾患においては、現実ではない事柄を事実として信じていることも珍しくない。そうした疾患に比較すると、発達障害の当事者ははるかに理解がよく、自ら疾患や障害について書籍やネットから知識を得る能力も持っている。実際、彼らが「並」の医者よりも詳しい知識を持っていることはまれではないし、本書の例からわかるように、専門の医師より正しい「診断」をしていることもしばしばみられる。

けれども、なまじ知識を持っているために、医師に治療の方法や投薬内容を要求する人が存在している。薬物療法について、理論的に理由を述べて、特定の薬剤の処方を要求してくることもある。また医師の指示に従っているかのように見えても、自分で勝手に服用する内容を変更していることもある。こういった自己流の治療を貫く人の多くは、良い結果が得られないことが多い。

症例25
ＩＱ136の女生徒（ＡＤＨＤ）

優秀な知的能力があったものの

ＩＮさん（女性、初診時10代）が発達障害の専門外来を受診したのは高校2年生のときで、その時点では留年をして2回目の2年生をしていた。彼女はこれまで何か所か精神科の受診歴があり、入院も経験していた。診断としてはＡＤＨＤがベースにあると考えられた。

ＩＮさんは子供のころから、感情的に不安定になりやすい傾向がみられたが、一方で人見知りをしないところがあり、知らない人にも平気で声をかけることがあった。小学校で友だちは普通にいたが、4年生のときに、男子からひどいいじめに遭った。日常的には授業に集中できないことが多く、片付けは苦手だったが、成績は良かった。また普段はおしゃべりで、つい言い過ぎて周囲の顰蹙《ひんしゅく》を買うことがたびたびあった。

中学生の時には新しい友人もでき、部活動にも参加していたが、いじめに遭ったことなどをきっかけに、何度かリストカットをした。それでも成績は上位で、地元の進学校である県立高校に入学できた。ＩＮさんは高校時代の検査でＩＱ１３６と判定されており、優秀な知的能力を持っている人だった。

高校1年のときは、比較的うまくいっていた。吹奏楽部に入り、部活も楽しかった。2年生になり部活が多忙になるとともに、勉強の負担も増したことをきっかけに、体調が悪化し、朝起きられないことが多くなった。このため、学校をよく休むようになった。

また精神的にも不安定となり、高校2年の2学期、「本当は死にたくないのに、死んだほうがいいと思う気持ち」がふらっと出てしまい、ベランダから飛び降りようとしたところを父親に保護された。この直後、近隣の精神科に約2か月入院となっている。このため高校は留年になった。

2度目の高校2年生は、見るからにつらそうだった。本人は学校がきついとは言わなかったが、よく発熱して休んだ。発熱の原因ははっきりしなかった。家で両親、特に父親と衝突することが頻繁になった。父親は社会的な地位のある人で、広告会社の管理職だったが、多忙で彼女の話をしっかりと聞いてくれなかった。

専門外来を受診してからはＡＤＨＤの治療薬と睡眠薬の処方を継続したが、「眠れない、悪夢をみる」という訴えが頻繁にみられた。処方を変更しても、彼女の訴えに変化はなかった。今から思えば、発熱も睡眠障害も学校と家庭のストレスが原因の症状だったと考えられる。発熱については総合病院の内科を受診したが、身体的な異常はみられなかった。

それでも高校の文化祭や修学旅行などの学校行事にはしっかり参加していたが、高2の3学期には疲弊してしまい、精神科に短期の入院となった。3週間ほどの入院であったが、退院後には登校できなくなった。そのため高校は退学し、別の通信制の高校に転校することを本人が決めた。通信制に移って精神的には安心した様子であったが、体調はなかなか改善しなかった。長い期間、原因不明の発熱と睡眠障害が持続した。

高校を卒業後、INさんは、夜間の美術系の専門学校に進学した。もともと興味のある分野であったことに加えて、夜間という点が幸いし、3年間継続して通学することができた。それでも体調は安定せず、夜間の悪夢と中途覚醒、疲労感などの訴えは続いていた。

彼女が本調子になったのは、専門学校を卒業して美術系の大学に進学してからのことである。授業は朝からあり、通学ができるかどうか周囲は心配したが、自ら進んで規則正しい生活を送るようになり、表情も生き生きとして大学生活を楽しめるようになった。まだ在学中であるが、単位を落とすことなく、勉強についても順調に経過している。

このINさんのケースは、本来は高校生の項目に記載するのが適切だったかもしれないが、高校在学時にメンタルダウンし、6～7年という長い経過の中で回復に至ったことからこの章に含めた。

◆再生のポイント：束縛の少ない生活と、本人の成長

彼女の長い不調は複合的な要因によるものと考えられる。具体的には、ＡＤＨＤの特性による感情面での不安定さ、衝動的な言動による友人との行き違い、父親との確執などに加えて、学校行事などへの過剰集中的な取り組みで疲弊してしまったのであろう。本人の問題としては、自分の「体調」の悪さや「睡眠障害」に固執しすぎた点があげられる。

専門学校と大学に通うことによって回復がみられたのは、高校までと違う束縛の少ない生活と、本人の人間的な成長によるものと思われる。このケースのように回復まで長くかかる場合もあり、周囲の人たちは焦らずに待つことも重要な対応となる。

症例26
沈没した元公務員（ＡＤＨＤ）

引きこもり

ＫＴさん（女性、40代）は、都心近郊の出身、子供のころから不注意さがあり、忘れ物や落とし物がよくあった。学校での成績は上位であったが、片付けは苦手で、いつも散らかしてばかりいた。ふだんはおとなしいがかっとなりやすい一面があり、よく兄ときょうだいげんかをしていた。

専門学校を卒業後は地方公務員試験に合格し、事務職として働いていた。しかし、仕事ではミスが多いことに加えて、締め切りを守れないこともしばしばあり、毎日のように怒られていた。

30代半ばに経理関係の部署に異動になってからは、ますます不適応が目立つようになった。仕事でミスが多発したため、同僚や上司との対人関係が悪化し、自分自身も不安定さが強くなり、37歳のときに仕事を休職している。当時受診した精神科クリニックではＡＤＨＤと診断され投薬が開始されたが、通院は不規則で服薬の効果ははっきりしなかった。

この時期から長い期間、ＫＴさんの「不調」が続いた。当初は公務員への復帰を希望し、休職してから約１年後、担当医に「職場復帰可能」という診断書を作成してもらって職場に提出したが、職場から復帰を拒否されて最終的には休職の期限切れで退職となっている。

その後も彼女は迷走し、ともかく仕事をしないといけないといって保険会社の営業をしていた時期もあったが、仕事が身につかず3か月あまりしか続かなかった。保険会社を退職してからは、引きこもりに近い状態になった。

KTさんの毎日の生活はだらしなく、深夜まで寝ないで起きていることが普通で、昼夜逆転に近い生活ぶりだった。担当医は繰り返し生活のリズムを改善するように指示し、本人も了承したが、実際の行動パターンはなかなか変化しなかった。経過の中で、KTさんは病院のデイケアに通っていた時期もあったが、これも長続きできずに中断している。家では掃除も片付けもほとんど手につかず、ゴミの中で暮らしているような状態だった。忘れ物やミスも多く、役所に送る書類をなくしてしまったこともあった。

数年間の沈没をへて貯金を食いつぶしたとき、就労移行支援の施設への通所を開始したことが、転機のきっかけになった。なかなか今の生活から踏み出すことができないKTさんであったが、就職したいという希望は持ち続けていた。担当医から、就労移行支援の施設において就労に関する訓練を行い、その後障害者雇用を目指すという方針の説明を受け、KTさんはそれを受け入れて、通所を開始した。

安定して通所するまでには時間はかかったが、次第に生活のリズムは改善した。掃除や片付けは十分にできなかったが、地方公務員試験の障害者枠に合格し、現在まで数年間、就労を継続している。きちんと服薬することによって、仕事におけるミスはかなり少なくなっている。待遇と給与面に不満は大きいが、休むことなく勤務は継続している。

◆再生のポイント：周囲のアドバイスに従うことができるか

ＫＴさん本人は医師の指示を理解して従っているように見えたが、実際のところ、指示通りに行動することはほとんどなかった。投薬はしていたが、薬の管理がうまくできないこともあって、服薬は不規則だった。彼女は、相手が医師であろうと人の話をきちんと聞いて集中することができなかったため、多くの説明や指示は頭に入っていなかった。

そもそも周囲のアドバイスに従おうという気持ちが十分ではなかったし、結局のところその場その場の自分の考えで行動を続けていたため、長期にわたって引きこもりの状態が続いた。このような自分の「生活の仕方」を変えないといけないと決心がつくまで、かなりの時間が必要だった。

また、ＫＴさんは長く単身生活を続けていて、頼れる家族がいなかった。両親はすでに死去しており、唯一の身内の兄とは折りあいが悪く、ほとんど交流はなかった。周囲に本人を支える家族がいれば、もう少し早めに方向転換ができたかもしれない。

症例27
強い不安感からの脱却（ASD）

こだわりと確認癖

RSさん（男性、20代）は、子供のころからおとなしかったが、こだわりの強いところがあった。ほとんどの時間は静かに過ごしていたにもかかわらず、怒ると手がつけらないことがまれにみられた。

母親によれば、内弁慶で自分から話すことは少なかった。小学校以降もクラスではおとなしく、自分から他の生徒にかかわろうとはしなかった。このため親しい友達はできず、いじめに遭うこともあった。また当時より自分の行動について、何度も確認しないと落ち着かない確認癖がみられた。

中学、高校は、偏差値が比較的高い男女共学の私立校に進学した。学校で問題を起こすことはなく目立たない存在で、交友関係は顔見知り程度の友達しかできなかった。成績は中位で遅れの目立つ科目はなかった。もっとも苦手なのが国語で、心情の読み取りや背景の理解ができないことが多く、物語を字づら通りにとらえる傾向がみられた。

大学は親の勧めに従い、近隣の大学の看護学部に入学した。座学の成績は良かったが、実習関係の得点は低かった。大学2年のとき、「患者がパンを下さいと言ってきて、そのまま与えたら誤嚥を起こして死ぬこともある。自分には、他人の命を預かる覚悟は出来ていない。このままいくと、自分は自殺するかもしれない」と考えて、退学したいと親に申し出たことがある。

この時期、彼の確認行為が悪化した。ものを落としたのではないかと、何度も部屋の中をチェックしたり、施錠をしたかどうか繰り返して確認したりすることもみられている。このような症状の悪化は、大学での実習によって苦手な対人的な接触が増えたストレスと関連しているようである。

ＲＳさんが大学の保健管理センターに相談にいったところ、精神科への受診を勧められた。以前から両親は彼に発達障害の可能性があると考えていたため、ＲＳさんは発達障害の専門外来を受診した。

ＲＳさんの経過をみると、一定の対人関係は保たれていて重大な不適応には至らなかったが、常に自閉的で他の生徒との交流はほとんどなく、友人と言える存在もほとんどなかった。彼自身も、「他人と協調がとれない。他人との付き合い方がよくわからない」と述べている。また子供のころからこだわりが強く、最近では大学のストレスもあり、確認癖が増悪していた。このため、受診した病院では、軽症のASDと診断された。

RSさんの診断については、異論もあると思われる。彼の不適応の原因は、不安や緊張感、あるいはストレスに基づくうつ状態にあるとする考え方である。不安が強く対人場面を回避する症状を示す例を、以前は「対人恐怖症」、最近では、「社会不安障害」あるいは「社交不安障害」と呼んでいる。RSさんを、このうつ状態に伴う対人恐怖症と診断する考え方である。

実際、RSさんには常に不安、緊張感がみられていた。確認癖も不安の表れである。ASDにおいては、表面的には、対人恐怖症と類似した症状を示すことはまれではない。通常、成長に伴って他人と接する機会は増えていくが、対人関係、コミュニケーションが得意でない彼らは、そのような状況になかなか馴染めずに不安感を抱きやすいのである。

ASDと対人恐怖症を明確に鑑別することは難しい場合もあるが、最も異なる点は、他者に対する関心の度合いである。ASDにおいては、根底に人物に対して関心が乏しいことが多く、そのために対人関係を構築しようとしなかったり、当たり前の行動を他人から学ぶことが困難だったりする。ＲＳさんはＡＳＤがベースにあり、その上で二次的に不安症状が出現したと考えられる。

外来を受診後、ＲＳさんは大学を休学した。とはいっても、別の進路のあてがあるわけではなかった。ＲＳさんはしばらく病院のデイケアの「学生グループ」に通所していたが、それも長続きせず、自宅に引きこもり一人で勉強を始めた。当初は別の大学への再受験を考えていたが、なかなか勉強に集中できなかった。

半年あまりしてＲＳさんは再受験をあきらめ、就職することに方向転換をした。担当医は就職をめざすのであれば、就労移行支援の利用をすすめたが、本人は仕事に直結する勉強をしたいといって、職業訓練校に入学し、建築関連のソフトウェアの勉強を開始した。ＲＳさんは熱心に学校に通い、良い成績で半年間のコースを修了した。

しかし就職は簡単ではなかった。公務員の障害者枠を目指して受験を繰り返したが、いずれも不合格だった。その後1年あまり苦労しながら就職活動を行い、大学を退学してから約3年後に地方公務員の外郭団体に就職が決まった。職場では請求書の作成など一般的な事務作業を行っている。実務について大きな問題はないものの、他の部署とのやり取りなどでうまくコミュニケーションがとれずに悩むことが多い。

◆再生のポイント：就職準備にまじめに取り組む

RSさんは数年間のブランクはあったものの、最終的には就職に成功し、その後も大きな問題なく経過している。この点については、RSさんには対人関係の不得手さはみられたものの、重大な不適応に至るほどではなく、周囲の声に耳を傾ける柔軟さは持っていた。また生来生真面目な性格で、勉強にも就職の準備にも手を抜かずに取り組んだこともよい結果につながったものと思われる。就労に成功するASDの人には、このRSさんに似たタイプの人が多い。

症例28
社会復帰までの長い沈黙（ADHD）

一貫校では成績上位も……

KNさん（女性）が発達障害の専門外来を受診したのは、20代の後半である。美術系の大学を中退した後、飲食店の接客などのアルバイトを3年あまり続けていたが、最近4〜5年は無職で、ほとんど家から出ない生活をしていた。

このためKNさんは近所の精神科クリニックを受診し、ゆううつさと不安感、自責感を訴えたためうつ病と診断された。クリニックでは何種類かの抗うつ薬が投与されたが、いずれもはっきりした効果はみられず、外来受診は中断していた。やがて本人自らが何らかの発達障害ではないかと考えて、発達障害の専門外来を受診した。

振り返ってみると、子供のころから友達付き合いはうまくなかった。小学校の低学年まではおしゃべりな方だったが、余計なことを言っていじめられたこともあった。行動が衝動的で、買い物のときなど、一人で勝手にあちこち好きなところに走っていってしまう。学校では集団行動がうまくできず、忘れ物が多く、片付けができなかった。授業に集中するのも苦手だった。授業中はよく手をあげたが、先生の話はあまり聞いていなかった。

中学、高校は私立の一貫校で過ごした。学校にはあまり馴染めなかったが、大きな失敗をした記憶もないし、成績は上位だった。吹奏楽部に入り友達はできたが、親友とまでは言えなかった。大学は自分の希望で美術大学に進学したが、精神的に不安定になることが多くなり、2年で退学している。

大学では、他の学生と一緒に過ごすことを苦痛に感じることがしばしばあった。自分から話しかけることができず、いつの間にか嫌われているのではないかと不安になった。退学した後には、2か所の飲食店でアルバイトをしたが、職場に溶け込むことができず短期でやめている。

その後KNさんは2年あまり自宅に閉居していていたが、やがて就労移行支援施設に通所するようになった。そこではパソコン作業の練習、企業実習、履歴書の書き方、面接の訓練など、就労のための準備を行った。しかしこの施設にもなかなか定期的に通所することが難しかった。朝起きる時間が遅くなり、何もせず家で横になっていることが多かった。この時期の症状について、彼女は以下のように述べている。

- 頭にもやがかかって、何も入ってこない。
- 何事にも興味が持てない。
- 不安が強いとスマホをいじり続けてしまう。
- 悲しくないのに涙が出る。
- やるべきことを先のばしにする。

・片付けや時間管理ができない。
・急にやりたいことが思い浮かぶ。
・人と話すことが嫌になる。

不安症状のベースにあるもの

ＫＮさんの診断はＡＤＨＤであり、ＡＤＨＤの特性による症状が不適応の原因になっていると考えられた。彼女の自閉的な生活態度は、ＡＳＤに類似した面もある。けれども高校生の時期までは十分とは言えないまでも、それなりの適応が可能で、またＡＳＤに特有の「こだわり」の症状はみられない点から、ＡＳＤの診断は否定的と考えられた。

彼女のもっとも主要な問題は、不安や恐怖感であった。特に対人場面に対する不安や恐怖が、社会生活を最も妨げていた。この点について考えると、彼女の診断は、社交不安障害、あるいは対人恐怖症と診断されるかもしれない。この場合、一見したところ、前出のＲＳさんと類似している。

しかしながら、ＲＳさんと同様、ＫＮさんにおける不安症状は二次的なものと考えられる。というのは、彼女はＡＤＨＤの症状によってさまざまな失敗を繰り返したり、作業が遅かったりしたため、周囲から叱責されることがたびたびあり、その結果社会参加することに常に不安や恐怖を感じてしまうようになったからである。すなわち、ベースに存在するのはＡＤＨＤであり、ＡＤＨＤが原因で不安症状が出現したものと考えられる。

ＫＮさんは専門外来の受診時、以下に記すような症状を訴えている。

・朝、起きられない。
・計画的に行動ができない。
・目の前の刺激に集中してしまう。
・衝動性がおさえられない。
・飽き性。
・人に興味が持てない。
・興味のないことが頭に入らない。
・すごく疲れやすい、忘れっぽい。
・暴飲暴食やスマホが止められない。
・大声や叱られるのがすごく怖い。

・人と話せない。

このリストで言えば、「計画的に行動ができない」「目の前の刺激に集中してしまう」「衝動性がおさえられない」などの項目はADHDによくみられるものである。

ADHDと不安症状

ここでADHDと不安症状の関連について述べておきたい。一般にADHDにおいては、不安が生じやすいことが知られている。米国のデータになるが、成人のADHDのおよそ50%に何らかの不安障害（社交不安障害、パニック障害、PTSDなど）が併存しているという報告がある。筆者らは、不安障害などを併存していないADHDにおいても、不安障害を発症しやすい準備状態にあると考え、併存精神疾患がないADHDの当事者を対象として、不安症状などの評価を行った。

対象者は、昭和大学附属烏山病院のADHDの専門外来において、2022年9月から同年12月の期間に受診した患者の病歴を検討し、DSM-5のADHDの診断基準を満たす者とした。18歳未満のもの、推定IQが85未満の者、受診時に他の精神疾患を併存しているものと、ADHD治療薬を服用しているものを除外した。この結果、61例のADHDの当事者（男性33名、女性28名）を研究の対象とした。また精神疾患の既往のない健常成人64名（男性33名、女性31名）を対照群とした。

不安症状は、STAI（State-Trait Anxiety Inventory）という指標を用いて評価した。STAIは、不安の程度を測定する自記式質問紙で、ある特定の状況下で変動する一過性の「状態不安」、個人の性格傾向として不安になりやすい「特性不安」の2種類の不安を評価可能である。各20項目、合計40項目について、「状態不安」は「全くちがう」、「いくらか」、「まあそうだ」、「その通りだ」の4肢選択、「特性不安」は「ほとんどない」、「ときたま」、「しばしば」、「しょっちゅう」の4肢選択の強制選択法による回答形式をとり、合計得点が高いものが不安度が高いとされる。

この結果を表に示した。ADHD群においては、STAIの特性不安の平均得点、状態不安の平均得点とも、いずれも高い得点を示し、健常者と有意な差を認めた。状態不安が高いことは、環境の変化やトラブルが起きた場合に、強い不安を感じやすいことを意味し、特性不安が高いことは常に強い不安を感じていることを示している。

ADHDの人は、衝動性のために冷静さを欠いたり、落ち着いてものを考えられなくな

ADHDと不安症状の関連（平均値とSD）

		ADHD群（n＝61）	健常群（n＝64）	p値
年齢（歳）		33.9（11.2）	34.8（11.3）	NS
性別（男性：%）		33（54.1）	33（51.6）	NS
教育年数（年）		14.9±1.7	14.5±1.6	NS
STAI	特性不安	61.9±11.1	41.8±9.8	＜.0001
	状態不安	56.4±10.9	39.0±8.8	＜.0001

ったりしやすい。また、注意障害の為に一度に多くのことを考えたり、さまざまな問題を並行して処理したりすることが困難なことも多い。これらの症状によりADHD患者は突然の変化やトラブルが起きた場合に混乱や動揺を来しやすく、状態不安が高くなりやすい。さらに、ADHDにおいては、さまざまな社会生活上の困難や失敗体験が続きやすい。このため物事に対して自信を持てなくなりやすく、持続的な不安が生じやすい。このようにADHDの当事者においては、不安の強い状態になりやすいのである。

大学中退9年目で……

KNさんは専門外来を受診してからも、スムーズに回復に向かったわけではなかった。それでも投薬の調整によって、日中の集中力は増し、昼夜のリズムは安定してきた。当初KNさんは社会復帰を目標にして、病院のデイケアに通所を始めた。しかしこれは長続きせず、朝起きられないといって休む日が多くなり、最終的には中断した。

その後、家の近くで見つけた弁当店のアルバイトに週に3〜4日通うようになった。自宅から通いやすく、1日2時間程度の短い勤務時間であったため、1年以上継続することができた。しかしそれでも「他の従業員から孤立している」「雑談ができない」などの訴えは引き続いてみられた。アルバイト以外は、ほとんどの時間を自宅で過ごしていた。

ところが転機は突然やってきた。大学中退後9年目のことだ。公的機関の障害者枠の事務職に応募したところ、採用されたのである。業務内容は、パソコンでデータを取り込みPDF化し保存するといったものだ。彼女は、少したつと実務に慣れて仕事は無理なくこなせるようになった。問題は対人関係だった。なかなか他の職員の会話に入っていけなかった。それでも就職してから1年あまりが経過しているが、仕事は休まずに継続している。

◆再生のポイント：仕事をしようという意欲

KNさんの就労が可能となったことに、はっきり特定できる要因はない。

しかし第一に、長年にわたって本人を支えてきた家族の力は重要である。家族は受診には必ず付き添っていた。また本人に厳しい発言をすることなく、暖かく見守り続けていた。

本人側の要因としては、服薬の調整により集中力が高まり、それに伴って平均以上のパフォーマンスを得られるようになったこと、また自らの努力で生活のリズムが安定してきたことも重要である。そして何よりも、仕事をしようという意欲を持ち続けてきたことがポイントかもしれない。

症例29
問題行動が絶えない50代男性（ADHD）

新興宗教に巨額のお布施

MKさん（男性、50代）の子供時代は落ち着きがなく、忘れ物が多かったり、ものをよくなくしたりしたが、友人は普通にいて、大きな問題はみられなかった。集中力がなく、授業中にきょろきょろして先生に注意されたことを記憶している。またかっとなりやすい傾向があり、けんかをよくしていた。中学に入学してから、理由ははっきりしないものの、周囲と波長が合わなくなり孤立する傾向が強くなった。同級生からいじめられたこともあった。テストではケアレスミスが多く、成績は良くなかった。

高校時代も同じような状態だったが、受験のためにはかなりの努力をして、ある中堅の私立大学の経済学部に入学した。大学入学後は以前より積極的になり、テニスのサークルに入ったり、ファーストフード店でアルバイトをしたこともあった。大学卒業後は、老舗の食品店に就職した。ここでは、営業、配送から、製品管理まであらゆることを行ったが、勤務時間が不規則なことを理由にして10年あまりで退職した。

次に勤めたのが老人介護の施設だった。その施設は、老人保健施設とデイサービスを運営していたが、MKさんは主としてデイサービスで利用者の送迎を行っていた。ここには15年あまり勤務したが、時間管理が苦手で不注意によるミスが目立ったため、退職することになった。その後はアパートの管理人をしていたが、住民からの苦情をうまく処理できなかった。

MKさんが精神科に通院するようになったのは、50代の半ばからのことである。両親が亡くなってから、精神的に不安定になることが多くなり、飲酒量が増えた。彼は不安や抑うつ感を訴えるとともに、一時的にハイテンションとなり新興宗教に数百万円のお布施をすることなどがあったため、家族のすすめである大学病院を受診したところ、ASDと診断されて、抗うつ薬や睡眠薬が処方された。

しかしながら薬物の効果ははっきりしなかったため、別の大学病院を受診。そこではＡＳＤと適応障害と診断された。薬物の調整により一時的に安定した時期もあったが、不注意や衝動性による問題行動がたびたびみられた。また感情面で不安定となることもみられている。

その後、ＭＫさんはある総合病院の精神科を受診した。この時の彼の訴えを次に示す。

- 注意力が散漫、整理がつかなくなる。
- 心が舞い上がり、落ち着きがなくなってしまう。
- 頭が混乱している。
- 一つのことしかできない。
- このような状態のため、仕事への差しさわりが出て困っている。

この総合病院においては、「発達障害もしくはシゾイドパーソナリティ、抑うつ」という曖昧な診断が告げられた。投薬が行なわれたが、やはり症状は安定せず、怒りっぽい、落ち着かずに大声を出す、ものを壊したり捨てたりする、などの問題行動が散発した。本人は発達障害に関する専門的な診療を希望したため、再度転院し、発達障害の専門外来を受診となった。

このMKさんの経過をみると、確かに対人関係の問題は認められるが、基本的な症状は、不注意と衝動性である。小児期においては忘れ物、なくし物が多く、かっとなりやい性格だった。また成人になってからも、比較的適応の良い時期はあったものの、最近は不注意によるミスと、衝動的な問題行動がしばしばみられている。このような点を考慮すれば、MKさんの診断はADHDと考えられる。

診断の変更に伴い、ADHD治療薬を投薬の中心とした。これによって劇的に症状が改善したわけではなかったが、再度、警備の仕事に就くことが可能となった。ただし安定した状態が長期に継続することは難しく、服薬しなかったり、不眠をきっかけに家族や隣人に暴言を吐いたり、ものに当たったりすることが何度かみられている。

◆再生のポイント：一貫した治療を継続すること

この男性のケースにおいては、適切な診断がつけられるまで、かなりの年月を必要とした。これは何よりも、医療側の力量の問題である。ただし本人側の問題もある。MKさんは気紛れなところがあり、通院先を何度も変更していた。専門外来を受診してからも、一時的に別の病院を受診していた時期もみられた。このため、なかなか一貫した治療を行うことができず、改善まで時間が必要であったと考えられる。

症例30　統合失調症と誤診された男性（ADHD）

幻聴と被害妄想

SYさん（男性）が、発達障害の専門外来を受診したのは、23歳のときである。母親と祖母に連れられて病院に来た彼は、小太りで穏やかな表情をした青年で、これまで長期にわたって精神科で治療を受けていたようには見えなかった。

SYさんには、小学生のころからADHDの症状がみられた。授業中に落ち着きがなく、ずっと椅子に座っていることが難しかった。学力は人並以上であったが、集中力がなく忘れ物を頻繁にする上に、衝動的な特性が強く人の話を途中でさえぎり、一方的に自分の話をすることが目立った。

9歳のとき近隣の小児科でADHDと診断され、リタリンを投与された。投薬は一時劇的な効果があったが、飲み忘れが多く、また間もなく通院も中断してしまった。思春期になるころには多動症状は自分でも気を付けるようになり次第におさまってきた。もっとも、不注意と衝動性は持続してみられた。

高校に入学後は他の生徒のからかいの対象となり、一時は不登校になっている。SYさんは子供のころから鉄道が好きだったので、高校卒業後には、鉄道関係の専門学校に入学し、同時期には鉄道会社でアルバイトもするようになった。専門学校を卒業してからは、鉄道に関してもっと知識を身につけたいと、Bランクの私立大学理工学部に入学した。

ただ、大学入学後、授業についていくのが難しかった。このため、次第に登校せず自宅に引きこもることが多くなった。このころより、SYさんの精神的な変調が始まった。「自分の頭の中の考えが他人に伝わる感じがする」「お前は生きていても仕方がないと言われる」などという訴えが頻繁になり、中断していた精神科を受診し、統合失調症と診断されて抗精神病薬の投薬を受けるようになった。

しかしこのような症状がなかなか改善しないため、一時的に入院治療を受けたが、短期間で退院となっている。退院後は外来通院を続けたが、病院への通院は不規則だった。何度か不安感、焦燥感が強くなり、手持ちの薬物を多量に服用したこともあったが、大事には至っていない。

SYさんは大学へ通いながら私鉄の駅でのアルバイトを続けていた時期に、家族に勧められ、発達障害の専門外来を受診することとなった。外来では、これまでとは異なり、ADHDと診断された。確かに幻聴や被害妄想がみられたが、いずれも一過性であり、症状の進展もないため、統合失調症は否定的だった。これ以後は、ADHDの治療薬を投与され、ある程度の効果は自覚するようになった。

だがSYさんの通院は不規則で、受診日をしばしば忘れた。何時間も遅れて受診することもたびたびだった。将来について、障害者雇用でなく何かの資格をとって公務員になりたいと述べていたが、生活のリズムが不安定で昼夜逆転に近い毎日がしばらく続いた。

だがやがて本人も自分の将来を真剣に考えるようになり、治療薬をきちんと服用して生活のリズムを改善し、ソーシャルワーカーとして働くことを目標とするようになり、生活も安定したものになってきた。

実際、SYさんはアルバイトをしながら夜間の大学を卒業し、PSW（精神保健福祉士）の国家試験にも合格した。勤務先では対人関係のトラブルにまきこまれることが何度かあったが、現在は総合病院のソーシャルワーカーとして勤務を継続している。

◆再生のポイント：症状のベースにADHDが存在していることがある

この症例においては、児童期に多動を中心としたADHD症状を認め、一時薬物治療は受けたものの継続的な通院はできなかった。学校生活では重大な不適応は認めず、通院が中断しこれまで十分な治療は行われていなかった。

思春期以降、多動症状は認めなくなったが、不注意と衝動性の症状は持続していた。さらに、一過性に統合失調症に類似した被害妄想や幻聴が出現したが、これらは短期間で改善しており、その後再発もみられていない。

このような症例は統合失調症と診断されてしまい、ベースにあるADHDが見逃されることが多いので注意が必要である。また衝動的な言動によって対人関係で失敗を繰り返したものの、次第に自らも問題を自覚し、対応策をとれるようになってきている。

第6章

治療困難な例——患者の「思い込み」が治療を阻害する

患者の「思い込み」が治療を阻害する

前章では社会適応が改善、安定するまでかなりの年月が必要だったケースを紹介したが、本章ではさらに治療そのものが困難であったケースを紹介したい。こうした症例においては、いくつかの複合的な要因が影響していることが多い。

具体的には、患者が病院における治療に疑問を持っている場合がある。実際、医療者側に問題があり、十分な問診もないまま不正確な診断をされ適切とはいえない薬物療法が続けられた例や、正しい診断がされていても治療そのものの効果がはっきりしないために医療に不信感を持つようになった例もみられる。また医師や病院のスタッフの患者に対する「態度」が問題にされることもある。標準的な治療であっても、その効果が乏しいケースも認められるが、こういった場合には医師の力量や治療法への不信を招きやすい。

上記のようなさまざまな医療側の要因が存在する一方、前章で述べたことに重なるが、最も頻繁にみられる問題は、当事者本人の「信念」や「思い込み」であることが多い。自分の知識に自信のある人は、医師の意見を信用しないことがある。医師の方針を無視し、自分の思い込みだけで服用する薬を決めているケースもある。

たとえば、「私の場合、扁桃体が過活動であるから、○○という薬物を処方してほしい」

と真顔で要求する人もいて、唖然としてしまうことがある。脳内の「現象」についてはさまざまな報告があるが、精神科に関連する症状の説明は、現状ではほとんどすべてが「仮説」に過ぎない。脳の扁桃体が精神現象に重要な役割を持つことは確からしいが、それは確立した理論ではないし、投薬の効果についてはさらにエビデンスは乏しい。

こういったケースにおいては、患者さんの思い込みを訂正することは容易でない。詳しく説明をしても、信頼関係を築くことができないばかりか、外来が〝対決〟の場になってしまうこともある。さらに医療側が真摯に治療にあたっていても、常に否定的に見る傾向の強い人の場合、治療は失敗しやすい。

なおこの章で紹介する一部の症例については、一般的な「高学歴」ではないものの、十分な「能力」を持つケースであったため、この章に含めていることをお断りしておく。

症例31
医師の意見を聞かない高学歴ニート（ADHD）

中高一貫校から有名私大へ

UWさん（男性、20代）が発達障害の専門外来を受診したのは、25歳のときである。子供のころから忘れ物、なくし物が多かったが、自分で気を付けて、ある程度は改善した。成績は優秀だったが、おとなしい性格で、他の子供からからかわれることが多かった。

中学受験に成功して中高一貫の私立校に入学してからは、勉強中心の生活を送った。そのかいもあって、現役で有名私大の経済学部に入学することができた。大学の授業は問題なくこなしていけたが、コンビニでアルバイトをしたときには、ミスが多く叱責されることがよくあった。

大学卒業後は、電気部品を扱う一般企業に就職した。仕事を始めると、「同じミスを繰り返す、物覚えがよくない、マルチタスクが苦手」などの問題が出現し、頻繁に上司から叱責された。このためUWさんは自らADHDではないかと考え、専門外来を受診した。

そこでUWさんは自分で見立てた通りにADHDと診断され、ADHDの治療薬の投与が開始された。

しかしUWさんは投与開始後まもなく服薬には効果がないと自己判断し、胸やけや胃部の不快感を訴えたため、ADHDの治療薬の投薬は短期間で中止された。このころよりUWさんは、自分は「化学物質過敏症」であると主張するようになった。「クリーニングしたスーツの臭いが気になる、会社の中のたばこや化粧品の臭いが苦痛」と訴えた。同時に仕事上のミスが頻発し、周囲から注意を受けることが繰り返され、出社できない状態となり、会社を休職となった。

4か月後にUWさんは会社に復職したが、仕事でのミスは減らず、体調の悪化もみられたため、半年あまりで会社を退職した。その後は傷病手当金、失業保険で生活しながら就職活動をしていたが、食欲不振、めまい、全身の痛みなどが出現し、うつ状態の悪化もみられたため、自ら希望して精神科に短期間入院した。

入院によって不安感、ゆううつ感は改善し、食欲の回復もみられたが、入院中は他の患者との交流はほとんどなく、多くの時間を自室で過ごしていた。また、抗うつ薬、抗不安薬の投与を行ったが、効果ははっきりしなかった。

退院後は現在まで外来受診を継続しているが、数年間これまでと同様の状態が継続している。経済的には、障害年金と貯金を切り崩して生活費に充てている。不安、抑うつ感は消長している一方で、主な訴えは頭痛、吐き気、めまいなどの身体的な症状であるが、内科などで精査しても異常は認められない。

◆再生のポイント：自分のこだわりから抜け出せるかどうか

UWさんは小児期からADHDによる不注意症状がみられたが、元来の優秀さによって学生時代までは自分で問題をカバーできていた。ところが社会人になると、要求される量も質も負荷の大きいものとなり、仕事上で不注意によるミスが目立つようになった。このような経過については、不注意症状が中心のADHDによくみられるパターンである。

本人が専門外来を受診し投薬が開始されたが、副作用があると言って、短期間で薬物療法は中止となった。もともと自閉的な性格だったことも影響して、これ以後まったく拒否的というわけではないものの、医師を含めて他人の意見を聞こうとすることはなく、自分の体調へのこだわりから抜け出せない状態が長期間にわたって持続し、引きこもりの状態が続いている。

症例32
医師と対決した男性（ADHD）

待ち時間に激高

ＴＵさん（男性）が発達障害の専門外来を受診したのは40代後半のことである。大学を卒業してから仕事を転々とし、初診時は無職だったが、最近になりＰＳＷの資格が取れた。彼の受診時には、常に母親が付き添って同席していた。

出生時は未熟児で、幼児期に言葉の遅れがみられた。小学校で友人はいたが、どちらかというと人づきあいは苦手にしていた。忘れ物が多く、ケアレスミスも頻繁で、小さいけがもよくしていた。片付けも苦手だった。

ほとんど家族以外と交流を持っていない現在の様子からは想像できないが、高校時代は活動的で、バンドを組み文化祭で活躍したという。友達もかなり増えたが、相変わらず、忘れ物は多かった。大学入学後も音楽のサークルに入って、バンド活動を継続した。

大学卒業後にはある食品会社に就職したが、対人関係でうまくいかずに、仕事を転々とすることになった。ＴＵさんには思ったことをすぐに言わないと気が済まないところがあり、周囲の人と衝突することがよくみられた。仕事上ではケアレスミスが多く、その点がよく問題にされた。職場で会話をしていても、つい余計なことを考えてしまう傾向のため、「宇宙人」と揶揄されることもあった。このような点は、ADHDの衝動性と関連が大きいと考えられる。

自らも精神的な不調を感じたTUさんは、何か所か精神科のクリニックや病院を受診した。問題ないと言われることも、ASDと診断されることもあったが、医師から納得のいく説明はなかった。そこで彼は、発達障害の専門外来にやってきた。

受診した時、TUさんにはある程度のASDの特性はみられるが、症状の中心は不注意症状と衝動性であり、診断としてはADHDと考えられることを説明し、さらに治療の方針についても説明した。しかしこの診断と治療に関する説明は、彼の耳にはほとんど入っていなかったようである。

TUさんは就職活動を続け、PSWの資格を得たので、医療系のクリニックや高齢者の施設に応募した。いくつかの施設では、面接にいくと条件が異なっていたため、仲介の業者にクレームを言って断った。ある精神科病院には就職が決まり、実際に働き始めた。デイケアの担当になったが、年末年始に自由に休みがとれないことを不満に思い、3週間あまりで退職した。続いて別の精神科病院に内定したが、そこでは雇用契約に納得がいかなかったため入社しなかった。

ＴＵさんは受診時に外来でもトラブルを起こしていた。本人の希望で心理検査を施行したところ、事前に詳細に内容の説明がなかったといって、病院の事務職員に激しく抗議をし、さらに東京都にも報告したという。実際のところは、検査の説明は担当医が事前に行っており、不手際はなかった。

その後も彼は就職活動を継続し、ＮＰＯ法人の作業所や児童関連施設、グループホームなどにいったんは内定するものの、契約の段階で雇用者側とトラブルになり就職を断ることを繰り返していた。ＴＵさんは、このような状態を1年以上継続したが、自分に問題のあることを認めようとはしなかった。

やがて怒りは、通院先の病院に向かった。予約外で受診した際、かなりの待ち時間が生じた時、彼は激高し手がつけられない状態となった。外来で担当医は服薬をすすめたが、ＴＵさんはまったく耳を貸そうとしなかった。最終的には、自分には不注意さも衝動性もないと主張し、服薬の必要性はないと吐き捨てて、他の大学病院に行くといって病院を去った。担当医は他大学あての紹介状を作成したが、先方から受診の報告が届かないことからすると、病院への通院はしていないと思われる。

◆再生のポイント：医療が無力である場合もある

このように自分の「信念」を貫こうとする人に対して、医療は無力である。ＴＵさんは、医療者の説明を聞く耳を持っていなかった。こういったタイプの人は、病院への受診そのものに意味がない。本人が意識してはいない場合が多いが、病院に来ることは本人の考えを肯定してもらうことが目的のようである。

症例33 研究者をめざした読字障害の男性（ＡＤＨＤと学習障害）

文字を読むのに時間がかかる

ＨＴさん（男性）が発達障害の専門外来を受診したとき、すでに30代の前半だった。彼は関西地域の有名私大の大学院を卒業していたが、研究者をめざしていて、定職にはついていなかった。

小学校のころはケアレスミスが多く、人の会話についていくことが苦手だった。先生の話をよく理解できないことがあり、また文字を読むのにも時間がかかった。それでも自分でよく勉強し、成績はいつも上位だった。友人はいたものの、おとなしく、からかわれても反撃しなかったため、いじめに遭うことが多かった。

地元の公立中学に進学すると、さらにいじめがエスカレートした。学校の教師に言っても、ほとんど対応してくれなかった。中2から学校を休むことが多くなり、この時点で精神科を受診している。その時は、アスペルガー症候群と学習障害の併存と診断された。

高校はいったん全日制に入学したもののすぐに登校できなくなり、通信制に転校して卒業した。もともと絵を描くことが好きだったので、美術大学を目指して準備したが、合格できずに断念し、一般の大学を受験した。熱心に勉強したことによって、偏差値の高い私立大学の文学部に入学することができた。

HTさんは、大学と大学院の修士課程において、単位をとることには大きな問題はなかったものの、次第に勉強に行き詰まるようになった。まず何よりも集中力が持続せず、難易度の高い資料を読みこなすことが難しかった。これには「読み」の遅さも関連していた。小学生のときより、文章を読むことに時間がかかっていたが、これが思春期以後も継続しており、学習障害の中の、「読字障害（ディスレクシア）」に相当すると考えられた。

読字障害は学習障害の中で頻度の高い疾患である。読字障害においては、「読み」に関連して、「文字を一つ一つ拾って読む」、「語あるいは文節の途中で区切ってしまう」、「文字間や行間を狭くすると読みにくくなる」、「文末などを自分で変えて読んでしまう」などの症状がみられることがある。

読字障害においては、全般的な知的機能は正常であり、脳機能の発達の偏りが原因であると想定されている。読字障害を持つ人は、読むのが遅くよく間違えるため、読むだけで疲れてしまい、内容を把握するのに時間がかかることが多い。ＨＴさんにおいても、これと同様のことがみられていた。

ＨＴさんは大学院の博士課程への進学を希望したが、合格はできず、そのまま大学の研究生を続けていた。しかしはっきりした目標を持って生活を続けることは難しかった。研究の継続のためには、数多くの資料を読み自分なりの研究テーマを決める必要があったが、ついだらしない生活を送るようになった。こういった状況を心配した家族が促して専門外来を受診することとなったが、本人のモチベーションは、はっきりしなかった。

生活は昼夜逆転で、ゲームにのめりこんでいた。アルバイトもほとんどせず、生活費は親に頼り切っていて、それを当然と感じていた。ある時期にはニキビを気にして美容皮膚科に通い、高額の治療費を親に要求したこともあった（親は支払いを拒否している）。

ＨＴさんの診断は、ＡＤＨＤと学習障害の併存である。学習障害に対して有効な薬物はないが、ＡＤＨＤに対しては投薬により改善の可能性があるため、何度か治療薬を投与したことがあった。しかし服薬を継続することを本人は嫌がり、短期で中止となっている。最近では、通訳や学芸員の資格を目指しているものの、常に準備不足で先送りの傾向が強く、資格の取得には至っていない。

家族からは、「他の人の意見を聞こうとしないので、話し合いにならない、根拠のない自信のため、自分に落ち度があると考えず、何ごとも他人のせいにする傾向が強い」と指摘されている。

◆再生のポイント：変化のきっかけにデイケアや就労移行支援を活用する

ＨＴさんにおいて一番問題と考えられるのは、30代の男性にしては常識的な考えを持っていない点である。能力は高いものの社会経験に乏しく、未熟で子供っぽく、親に依存し過ぎていることは明らかである。

こういった特性は、通常の外来診療で改善することは難しい。変化を促すには何らかの集団場面が必要であり、デイケアや就労移行支援の利用をすすめているが、本人は現在の生活に安住している面があり決断することは難しい様子である。

症例34
摂食障害から始まった女性（ADHD）

過食と嘔吐

30代後半のOJさん（女性）が精神科を受診したのは、摂食障害がきっかけだった。専門外来を受診したとき、彼女は相談票に以下のような訴えを記載した。

「15年ほど、過食と嘔吐を主とする摂食障害、下剤多用が続き、また仕事に通うことができず、精神科、心療内科に通っていましたが、規則正しい生活の習慣が身につかず、部屋の片づけができず、また金銭の管理も非常に甘いです。以前の主治医から優先順位のつけ方が多くの人と違い甘いと言われましたが、自分で改善できません。『約束していた』ことを守れなかったり、時間に遅れたりすることも多く、人格障害と診断されたこともあります。調べるうちに摂食、人格それぞれの障害が、発達障害の二次障害となりうる記事を読み、今の状況を改善することになればと思い受診しました」

「注意散漫になったりせず、多くの人がこなす量の日常のタスクをこなせるようになりたいです」

「ハローワークから就労支援を受けてきましたが、7件くらい決まったアルバイトをいずれも長くても1か月程しか続けられませんでした。自己管理、規則正しい生活を送る方法を自分で模索しようと思いますが改善できず、発達障害の何らかの特徴があるのではと考えます」

診断について言えば、OJさんはADHDと考えられた。幼稚園のころはよくしゃべる子供で、はしゃぎ過ぎる傾向があった。落ち着きがなく、自転車の車輪に足を突っ込んだり、誤って鎌の上にころんで怪我をしたこともあった。家でもよくしゃべったが、父親は「うるさい」と言って、話を聞いてくれなかった。

小学校のころも、彼女は「おっちょこちょい」でケアレスミスが多かった。忘れ物が多く、よく授業中に手いたずらをして先生から注意された。先生から、「授業中に落書きをしていることが多い。ずぼらだ」と言われたこともあった。父親は彼女に厳しく接し、できないことがあると、「こんなこともできないダメな奴」と非難した。

中学、高校と上の学校に行くに従い、勉強に集中できないことが多く、自分では頑張っているつもりでも成績は低下した。このころ父親との対立関係はさらに顕著になった。また体形が肥満ぎみであったため、それに対して劣等感があったが、食欲のコントロールはできなかった。高校では友達がほとんどできず、孤立した状態が続いていた。大学受験では、希望する大学には不合格だったため、唯一合格した短大に入学した。短大時代は比較的楽しく過ごすことができ、必修科目であった海外への短期留学も経験できた。

けれども、彼女は就職のことを真剣に考えていなかった。そのため短大在学中に始めた販売のアルバイトを卒業後も継続した。その後、いくつかの会社で働いたが、いつも仕事を覚えるのに他の人の何倍も時間がかかった。仕事中に集中力が続かずに眠気を感じることや、作業スピードが遅いことが多かった。一番長く仕事が続いたのは、電話会社のコールセンターで、3年あまり継続できた。

このころ、都内で一人暮らしを始めたが、仕事のストレスが強いときに過食と嘔吐が頻繁になった。このため自ら精神科のクリニックを受診し、投薬を受けたがなかなか改善はみられなかった。不安感、恐怖感が強くなり、仕事に行けない日が増えたため、コールセンターを退職して実家に戻ることになった。

電気コードで自殺を図る

実家に戻ると、もともと折り合いのよくない父と衝突を繰り返した。このため彼女は自活を目指してリフレクソロジーの勉強を開始し、アルバイトを見つけて実家を出た。不動産業、水商売などを経て、足裏マッサージの店で働き始めたが、はっきりした理由なく店長と折り合いが悪くなって仕事に行けなくなり、経済的に行き詰まって再び実家に戻った。

その後、ＯＪさんは実家に戻ったり出たりを何度か繰り返した。父親から離れたく思って一人暮らしをしても、安定した状態で仕事を続けることができないため、すぐに金銭的に行きづまった。飲食店に勤務していたときはレジでの計算ができず、パニックになりながら仕事をこなしていた。花屋や高齢者の施設に勤務したこともあったが、どちらも仕事をうまくこなせないため、短期でやめることになった。

こういった落ち着かない状況が続くと、過食と嘔吐が頻繁になった。専門外来を受診してからは、投薬を調整して以前よりは安定した時期が増えたが、実家に戻っていたとき、些細なことから父親と衝突してしまう。口論から大喧嘩となり、物を放り投げて暴れてしまった。父からは「もうこれ以上、資金援助はしない」と言われ、OJさんは絶望的な気持ちとなり電気コードで自殺を試みたが失敗に終わり、精神科に入院することになった。

入院時には落ち着いた様子であったが、「何をしてもうまくいかない」と表情は暗かった。面談の中では、過去の内容について話すときなど細部までこだわりがあり、話が迂遠《うえん》になることが多かった。

入院中は、ことあるごとに過去の自分の人間関係や仕事での失敗を反芻し、不安を募らせることがみられた。本人は、病棟の担当医から詳しい生活歴を聴取されたことが苦痛だったと述べている。嫌なことを思い出すことが増えて、今まで生きていたことが意味のない感じがしたという。医師から仕事をすることは難しいのではないかと言われて、さらにショックを受けた。

薬物療法については、新しい薬が追加になると自らスマートフォンで副作用を調べて、体重増加の記載があると、別の薬に変更することを強く要求した。このため不十分な投薬しか行えないまま経過し、本人も医療者側も「不完全燃焼」のまま退院することになった。

その後、彼女は実家に戻ったが、退院した直後から不安定となった。家庭環境、本人の状態とも以前と同様の状態となり、毎日をだらしなく無為に過ごしては父親と衝突を繰り返した。改善がみられないまま、遠方で通院が難しいことを理由に、自宅近くの病院に転院していった。

◆再生のポイント：患者と医療の信頼関係

ＯＪさんの治療が上手くいかなかった要因としては、医療者側が本人の特性や心情に対して十分に対応できなかった点もあるが、本人が医療者との信頼関係を築くことができなかったことが最も大きい要因であった。

ＯＪさんは専門外来を受診する以前に、いくつかの精神科クリニックを受診していたが、短期で転院を繰り返していた。また服薬についても、指示に従わず、自分で「調整」して服用していた。入院治療を行ったときも同様の状況で、服薬を始める前に、自分で調べて副作用があると主張し薬を拒否することが続いた。医療者をまったく信頼していないというわけでもなかったが、最終的には自分の意見を押し通した。

もともとＡＤＨＤの特性を持つ彼女は、相手によらず、はっきりものを言う特性が強かった。それに加えて、他人を信頼できない傾向によって、周囲の人とぶつかって孤立し、不適応となることを繰り返した。ＯＪさんが許容できたのは、何があろうと自分の言い分に反対しない母親だけだった。こういった点について本人に認識してもらうことが治療の出発点として必要であったが、医療者の力不足のためそれに至らなかった。

症例35
引きこもりの青年（ＡＳＤ）

知能検査高得点でも不登校

中部地方生まれのＳＪさん（男性、30代）は、幼児期のころから変わった子供だった。母親の記憶によれば、あやしてもあまり笑わないし、声も出さない子供だった。また、なかなか視線を合わせようともしなかった。それに加えて癇《かん》が強く、動きが多くていつも身体を動かしていた。

保育園に入ってからも、ぐずってなかなか登園しようとしなかった。落ち着きがなく、じっとしていられないことが多かった。保育園に行きたがらず、母親が抱きかかえ無理に連れて行ったこともあったが、いつまでたっても嫌がることが続き、結局、通園することはあきらめた。

小学校にもなかなか馴染めなかった。当初から登校拒否があり、母親が一緒に登校し、少しずつ学校に行けるようになった。何日かかかってようやく校門に入れたが、教室に入れるまでしばらく時間が必要だった。

小学校の高学年になってからも、頭痛や頻尿のために、学校を休むことがたびたびあった。だが、病院を受診しても、異常はみられなかった。学校ではよく忘れ物をした。また、不注意で転んでけがをした。

SJさんは小学校に登校した日は、家でいらいらして不機嫌になることが多かった。友達関係は少なく、一人で家にいることが多かった。友達と一緒に遊んでいても、いつの間にか一人でいることがあった。電車が好きで、電車や駅の名前をよく覚えていた。また何事にも神経質で、自分の持ち物に他人が触るのを嫌がった。

学校の成績は中位から下位で、どちらかというと勉強は苦手だった。5年生ごろからは、学校を休む日が増えた。担任の教師は家庭訪問を繰り返すなど熱心に対応してくれたが、あまり効果はなかった。

中学ははじめの数日通学したが、その後まったくの不登校になった。朝になっても起床せずに、終日布団の中で過ごすようになる。心配した親が県立病院の小児科を受診させ、病院の院内学級への入学を決めている。ここでの知能検査の結果は、高得点だった。院内中学の1年目は、登校、不登校を繰り返したが、2、3年になると、ほぼ休まず登校することができた。あい変らず友人関係は希薄だったが、課外授業などにも参加し、担任とも良好な関係を持てるようになった。

高校は通信制に入学した。この時期はスクーリングには参加して、大過なく過ごして卒業した。その後は福祉関係の専門学校に入学した。専門学校には休まずに通学したが、対人関係が苦手で、友人の輪に入れなかった。

卒業後は、高齢者の介護施設に就職している。家族からみると、元気に通勤しているように見えたが、2か月目で突然行かなくなり、辞めた理由も言わず自室に引きこもった。その後、何度か老人ホーム、老人保健施設などのスタッフとして勤務したが、いずれも長続きしなかった。

このようにSJさんは理由も言わずに仕事を辞めてふてくされ、自室に引きこもることを繰り返した。そういうときはいらいらして興奮しやすく、家族に対して暴言を吐き、物を投げつけて家具や窓ガラスを割ることもあった。

その後も最近までの数年間、ＳＪさんは引きこもりと短期間の就労を繰り返し、生活ぶりには大きな変化はみられていない。本人は、自分自身の問題を次のように述べている。

「物事がはっきりしていないと嫌で、うやむや状態だと色々考えてしまい、だんだん混乱してくる。あいまいな指示はわからないことが多く、トラブルになることがある。冗談を言われても通じないことがあり、イライラしやすい」

「日常生活では、ルール通りに守られていないと許せない。たとえば、車の運転で、前方の車がギリギリでウインカーを出すような危険な運転をされると、トラブルになりがち。道を譲って、お礼を言わなかったりしても同様」

「細かい点でこだわりが多い。調理器具など洗う過程でしっかり洗われていないと気が済まない。ナマモノとかを触ると、絶対に手を洗わないと嫌。神経質で、人の多い場所は、あまり好きでない。人の視線を感じるのが嫌で、外で背後に人が歩いていると気になって仕方がない。このため、普段はウォークマンを聞きながら歩き、音を遮断しているが後ろをよく振り返る」

ＡＳＤでもＡＤＨＤ的な症状を示す

ＳＪさんの主な症状は対人関係における障害であり、小児期より成人になるまで、安定した人間関係を築けていないことが続いている。また、軽症ではあるが、強迫的な症状（不潔恐怖の症状など）もみられることから、診断的にはＡＳＤと考えられる。知能検査の結果からは、知的には優秀だった。

一方、幼児期から小児期にかけての症状は、ＡＤＨＤの診断基準に合致する内容が出現していた。子供のころから扱いが難しく、「癇が強い」「動きが多くていつもじっとしていない」などの症状は多動症状と考えられ、また不注意の症状もみられている。従って、診断的にＡＤＨＤが併存していたとみなすことも可能である。

もっとも、ＳＪさんにみられたＡＤＨＤ様の症状は、ＡＳＤの症状が形を変えて現れたものと考えるのが妥当と考えられる。ＡＳＤにおいても、「じっとしていられない」「話がとぶ」「順番や話に割り込む」などの「多動、衝動性」を示すことがある。これは他者への意識の希薄さや無頓着の現れであることが多い。つまり、ＡＳＤにおける社会性の障害が、「多動」や「衝動性」として現れるわけである。また忘れ物が多かったり、そそっかしい行動がみられたりした点は、周囲に対する関心の薄さによるものと考えられる。

◆再生のポイント：障害をオープンにして就労できるか

ＳＪさんの社会適応は良好とはいえなかったが、介護職などの仕事を続けていた時期もみられ、ある程度の対人関係の能力を持っていたことを示しており、ＡＳＤとしては重症とはいえない。けれどもブランクが長引いたこともあり、今後の社会復帰のためには、障害を持つことをオープンにして就労することが望ましいと考えられる。

だが本人は社会復帰の意欲を失ったまま、自宅に引きこもりの状態が持続していて、飲酒量が増えている点も懸念される。

症例36　有名私立大出身の占い師（ＡＤＨＤ）

父親からの暴力

ＹＡさん（男性、初診時20代）は、いつも淡々と自分の不幸を物語る人だった。彼は都内のある有名私立大学を卒業しているが、定職にはついていないし、これまでも真っ当な社会生活を送った時期はごく短期間しかない。

本人の話によれば、ネット上で占い師として収入を得ていて、一時はかなりの人気で、テレビに出演したこともあったという。確かにそうした事実はうそではなかったけれども、生活できるほどの収入を得ていたわけでもなかった。

YAさんは「自分自身、以前からADHDとボーダー（境界性パーソナリティ障害）を持っているのではないかと思っていました」と述べ、自らの家族の問題について語ることが多かった。彼によれば、彼の家族はみな何らかの精神疾患の症状があったという。

「父は強度の人格障害を持っていて、アルコール依存と家庭内暴力を繰り返し行い、家族全員ケガをさせられていた。父はボーダーでもあると疑っている。怒りの感情が起こるたびに、包丁を取り出して周囲の人を脅していた」

「母はアスペルガーで強迫観念を持っていた。幼少期のころ、保育園へバスで行くとき、母は家のドアの鍵が閉まっているかどうか、10分以上もチェックしないと外に出られなかった。人のことを配慮しないで、ずっと話し続けてよく人を怒らせていた」

「姉は人格障害であると、医者に診断されていました。リストカットを繰り返し、包丁を持ち出して自殺してやると叫ぶのが日常茶飯事でした。姉は今も病院に通っています」

子供のころより、YAさんは父親から頻繁に暴力を受けていた。耳から出血するほど、殴られたこともあった。一方で、家族からも教師からも「落ち着きがない」「机が汚い」「協調性がない」などとよく指摘された。家では、父親からよく怒鳴られた。物を捨てずにおいていると、「部屋が汚い」とひどく殴られることもあった。

学校では、物をなくすことがよくあった。YAさん自身も「きれやすい」子供で、些細なことでいらついて物にあたった。リコーダーや靴を人に向けて投げることもあれば、行動が衝動的で、我慢できずに教室から飛び出して逃げてしまうこともみられた。周囲の生徒とは折り合いが悪く、クラスメートと良い関係をつくれず、いじめられて一人でいることも多かった。

何事にも集中することは苦手だった。本を最後まで読むことが難しかった。このため勉強は嫌いでなかったが、思うようにできないことが多かった。じっとしているのも苦手だった。整列しないといけない場面でも、急に走り出してしまうことがあった。何かしていないと落ち着かず、髪の毛を抜き続けることもあった。

暴力シーンがフラッシュバック

思春期以降、YAさんは対人関係に苦しい思いをすることがさらに増えた。親しい友達が他の誰かと一緒にいるのを見ると、自分が見捨てられるのではないかという不安が強くなった。また相手が自分の思うように動いてくれないと、すぐに不信感を感じて攻撃してしまうこともあった。

高校生になっても家族との関係はうまくいかなかった。学校でも孤立することが多かったため、YAさんは高校を中退し、通信制の高校に転校した。それでも受験勉強は頑張って成績が上がり、都内にある有名私立大学文学部に合格することができた。

大学時代もあまり良い記憶は残っていない。このころ不眠症が悪化し、初めて精神科を受診して投薬を受けるようになった。同じ時期、子供時代に父親から受けた暴力のシーンがフラッシュバックするようになった。

就職してからは、プライベートだけでなく、職場においても対人関係が安定しなかった。いらつくとすぐに相手を攻撃してしまい、その結果職場にいづらくなって退職することを繰り返した。家電量販店、スポーツセンターなどで正社員として働いたこともあったが、どこの職場も長くてせいぜい半年程度しか続かなかった。こういう点から彼は、自分は人格障害ではないかと感じるようになった。

数字にこだわり

29歳のとき、YAさんは久しぶりに精神科を受診した。受診時、彼は、「いつもいらいらして眠れない。家族との嫌なできごとを思い出してしまう」と訴えた。彼の話しぶりは落ち着いていて、興奮するような様子もなく、以下のように述べている。

「毎日、とてもつらいです。いつもいらいらして、すれ違う人と肩がぶつかると、つい怒鳴ってしまいます。けんかになったこともありました。眠れないのは、このいらいらのせいかもしれません」

「体調が悪く仕事ができないため、生活が困窮して役所に相談にいったら、生活保護になった方がいいと言われた。ケースワーカーの指示で父と姉に連絡をしたら、ひどいことを言われた。お前のせいで家がめちゃくちゃになったと」

「人に言われたことは全部映像で残っています。それがフラッシュバックしてつらいです。人の感情はわかるけど、他人は自分の感情をわからない。人に対して関心はある」
「数字にこだわりがあります。好きな数字がとれないと、とても不愉快になることがあります」
「独り言は、子供のころからありました。自分の中の理想が頭の中にあって、声を出さずに口だけ動かしてマスクをして、人から見られないようにしていました」

初診時に担当した医師は、「シゾイドパーソナリティ」と「適応障害」と診断した。シゾイドパーソナリティとはあまり一般的に使用される病名ではないが、統合失調症に類似した性格傾向を持つものを示している。具体的には、孤立しやすい、被害妄想的になりやすい、衝動的などの症状が特徴的であるが、幻聴や被害妄想など統合失調症に特有の症状はみられない。

YAさんについて、初診の医師は次のように記載している。

「意識は清明で穏やか、礼節は保たれている。些細なことでいらいらしてしまうが、そう状態というよりは、周囲への過敏な感覚と家族とのコンフリクトによるストレスで、被刺激性が亢進している」

「物事の奇妙な意味づけもある。人格水準は保たれているが、社会適応は困難な状態が続いている。発達障害よりも、シゾイドパーソナリティが考えられる」

突然、行方不明に

その後ＹＡさんは、外来で少量の抗精神病薬が投与された。これによって彼のフラッシュバックは改善がみられた。だがいらいらについては、あまり変化はなかった。さらにＹＡさんは「自分はあくまで発達障害だ」と主張するため、別の医師が外来を担当することになった。

このため発達障害に詳しい医師が診察した結果、児童期より不注意、多動が継続してみられると判断され、診断はＡＤＨＤに変更となった。この診断結果に彼は満足した様子だった。実際、ＹＡさんには子供時代より不注意さと多動傾向がみられ、成人になって多動傾向はおさまったものの、不注意さは持続していた。忘れ物をしたり、約束を忘れたりすることはよくあった。また彼は人の嫌がることまで言い切ってしまう傾向があり、言動について衝動的な面がみられていた。

やがてYAさんは、通常の外来治療だけではなく、集団療法を受けることを希望してきた。これは約10名あまりのADHD患者をメンバーとして集め、ADHDの症状についてよく理解するとともに、生活面での課題に対応策を考えるため、メンバーの間で討論を繰り返すことを中心とした治療法である。

このグループの中でYAさんは、他のメンバーよりも発言も多く人当りもよかった。自分では対人関係が苦手といっていたが、むしろよく知らない相手に対しても、調子がよく距離が近すぎる傾向があった。「ぼくは占い師だから、ぼくの目をじっと見ていると何を考えているか伝わってしまいますよ」と急に言うこともあった。

ただその後のグループの話し合いの中で、YAさんは同性愛の傾向があることが明らかになる。彼は特定の男性メンバーと親しくなったが、この「恋愛」により感情的に不安定となり、グループへの参加ができなくなった。YAさんは「交際相手」の交友関係を不安に感じて攻撃的となり、不安定な状態になってしまったのだった。

まもなくYAさんは、突然行方をくらました。その消息がわかったのは、警察からの問い合わせからである。地元に戻った彼はそこで禁止薬物を乱用し、警察に逮捕されたのだった。

その後のYAさんは、自暴自棄的な状態が続き、問題行動を起こして精神科への短期入院を繰り返した。薬物の乱用によって、被害妄想が活発になった時期もあった。本人は、「死にたいと思うから薬物をやるんです。見張られている。情報がiPhoneに載っている」と訴えた。

入院すると精神状態は安定するものの、入院治療への不満は強く、本人の意にそぐわない提案をすると不機嫌さが強くなり、また過去の出来事への恨みつらみを繰り返して訴えるのだった。

◆再生のポイント：自己を客観視できるかどうか

薬物の問題については執行猶予となったものの、その後も数年間、YAさんは不安定な状態を続け精神科への入院が必要となった。

もともとYAさんは高い知的能力を持っていたものの、自分の状態については客観的に判断ができないようだった。医師やスタッフの指示を理解はするものの、その場その場での自分の感情を優先し、衝動的な問題行動を繰り返す結果になった。

終章　発達障害をいかに治療するか？

「成功」の条件

本書の第1章から第4章において示してきたように、発達障害、特に高学歴、高機能の発達障害の人のライフコースは、激しいアップダウンを示しやすい。短いとは言えない期間、「奈落」に近い状態が続いたとしても、彼らはそこから這い上がり、復活して大きな成功をつかむことも可能なのである。それだけのポテンシャルを保持している。

一方で、第5章と第6章で述べたように、何年にもわたって「低迷」から抜け出せない人や、失敗と挫折を何度も繰り返すだけの人生に終始している人も存在する。

この違いは、どこから来るのであろうか。

高学歴、高機能の人たちは理解がよく、必要な情報にアクセスできる能力を持っている。そのため、治療への導入はしやすいことが多い。しかし、この点がマイナスに作用することもある。知識量が多すぎて混乱しやすい場合や、自分の得た考えに固執して医師と対立関係になることもあるからだ。

もちろん個々の資質や経済的な状況、周囲を取り巻く人たち、偶然の成功や失敗が彼らの人生行路に影響を与えているのは確かであるが、「成功」を得るためには、一定のルールがあるように思える。家族の関与については、安定に至ったケースの多くにおいて、家族の熱心なサポートがみられている。家族が干渉しすぎることが問題になる場合もあるが、身近で常時援助を頼める存在の重要性は高い。

本章では、繰り返しになる部分もあるが、発達障害の人たちが「復活」するための原則と、精神科における治療のポイントについて述べていきたい。

行動特性を理解すること

発達障害を持つ人に限った話ではないが、何よりも重要であるのは、自らの「特性」を理解することである。平たく言うと、自分を「客観視」することだ。自己理解がないままの状態であれば、どのような工夫や治療を行っても、効果を得ることは難しい。失敗の経験を振り返ることはつらく苦しいことではあるが、自分が不適応をきたしている原因については、明確に認識しておくことが必要である。

ＡＳＤでもＡＤＨＤでも、基本的な特性、あるいは社会生活上で問題になる言動の特徴は、多くの場合共通している。

いくつか例をあげてみよう。ＡＳＤであれば「周囲の人たちと親密な関係がつくれない」「場にそぐわない言動がみられる」といった問題があり、ＡＤＨＤにおいては「ケアレスミスが多い」「マルチタスクで混乱しやすい」「つい余計な言動をしてしまう」といった問題がみられることが多い。

しかしながら、自らのマイナス面を認めることは、誰にとっても容易なことではない。「親しい友達がいなくても、別に困っていない」とか、「ミスは多い方だけれど、他の職員と同じレベル」などと、問題から目をそむけ、自分なりの説明をつけてしまうことが起こりやすい。人によっては「自分には責任はない」「上司が適切に教えてくれないせいでこうなっている」と、他罰的にとらえていることも珍しくない。

実際、職場などで不適応がみられる場合、本人にどのような問題があるかについて、外来やデイケアなどで医師や心理士が説明を行っても、なかなか納得してもらえないことが少なくない。これは医療者の説明に問題があるのかもしれないが、本人がこれまで過ごしてきたライフスタイルや信条を否定するような提案を含むことが多いため、感情的になかなか受け入れられないようである。

当事者においては、医療スタッフからの説明よりも、以下に述べるグループワーク（集団精神療法）の中などで、同じ立場の人から話を聞いたり、指摘を受けたりすることで、初めて真摯に考えることができる場合がある。

さらに、能力があるにもかかわらず、長期間「低迷」を続け、そこから抜け出せないでいる人は、相手が医師であれ家族であれ、他の人の話を聞こうとしなかったり、信じようとしなかったりするケースが多い。病院を受診しているにもかかわらず、自分独自の考えやインターネット上にあるロジックを武器にして、医師やスタッフに反論を繰り返すのである。

薬物療法に関しても、単に「怖い」といって拒否する人や、「西洋薬は危険なので、漢方薬を処方してほしい」という人もいる（一般に漢方薬は安全性が高いイメージがあるが、実際には副作用による死亡例もみられている）。さらに投薬を受けているケースにおいても、自分好みで処方を調整してしまう人も少なからず存在している。こういった人たちは、回復への道のりを自ら閉ざしているように感じられる。

対処行動を検討すること

自分の「問題」「特性」が明らかになることで、あるいはそれを自覚することによって、はじめて不適応に対する「対処行動」を検討することが可能となる。

対処行動については、大きく3つに分けると考えやすい。

第1に当事者個人で可能な方法である。まず個人の健康の問題が重大である。十分な睡眠をとり生活リズムを安定させることは重要性が高いが、それ以外にも個人で対処可能なことは少なくない。

たとえば、マルチタスクが苦手な人は、自分なりの「TO DO リスト」を作成し、一つ一つこなしていくことが有用であるし、時間管理が苦手な場合は、スマートフォンのアラーム機能などを活用することが推奨されている。

2番目として、周囲や環境の変化が必要なこともある。聴覚過敏の症状を持つケースにおいては、イヤーマフの使用を職場に申請し実際に使用している人もいる。職場で多くの人に囲まれると緊張が強く仕事が手につかない例においては、産業医に依頼をし、原則リモートワークを認めてもらえたこともある。

そして3番目に個人や周囲の工夫だけでは十分ではない場合は、医療における治療が必要となる。ここでは主として昭和大学附属烏山病院で行っている、薬物療法と心理社会的な治療について示したい。

ASDに対する治療

ＡＳＤにおける薬物療法は、中核的な症状に対する有効な薬剤が未開発であり、ＡＳＤ特有の不安や易刺激性（些細なことで不機嫌になること）などに対して非定型抗精神病薬やＳＳＲＩなどの有効性が示されているものの、対症療法にとどまっている。このため、心理社会的治療の重要性は高いが、成人期における治療システムは普及していない。これは一般の医療機関では、現在の保険医療の枠組みにおいては、採算のとれる治療システムを構築することが困難なためである。昭和大学附属烏山病院においては、デイケアの枠組みの中で、ＡＳＤの治療プログラムを行っている。

精神科のデイケアは医療機関で実施されるグループ活動で、精神疾患をもつ当事者が、社会復帰、復学、就労などを目的に、さまざまな活動（集団療法）を行う治療法である。精神科リハビリテーション療法の一種であり、集団場面を通し、自己理解や自己肯定感を育み、リカバリーへの足がかりになることが期待される。発達障害に特化したデイケアを実施している施設は、現状ではデイケア保有機関の10％程度である。以下に烏山病院におけるＡＳＤに対する専門プログラムの概要を示す。

ＡＳＤ専門プログラム

ＡＳＤ専門プログラムは、心理教育とともに、認知行動療法やＳＳＴ（ソーシャルスキルズトレーニング）の要素を取り入れ、コミュニケーションスキルの向上、生活の質の改善を目的としたプログラムである。グループは、当事者である参加者10〜12名と、異なる職種の2名以上のスタッフで実施されている。隔週の土曜日に1回3時間、全20回からなるプログラムの内容は、心理教育、認知行動療法、ピアサポート、社会資源に関する情報提供などが含まれている（表）。

プログラムの中心は、職場や日常生活で遭遇する「あたり前の場面」における適切な対応について知り学ぶことにある。そもそもＡＳＤの人は他者への関心が薄いため、通常であれば生活の中で自然に身につく「生活上の常識や機転」にうといことが多い。たとえば職場での雑談が苦手な人は一般の人でも多いが、ＡＳＤにおいては特にこれが顕著である。けれども現実には苦手と感じていても、それなりに参加している風を装うのが通常であり、あからさまに嫌悪感を示したり、距離をとったりするようなことまではしない。

ところが、中にはそういった対応ができない当事者の人もいる。障害者雇用で警備会社

ASD専門プログラム

回数	内容	回数	内容
1	自己紹介・オリエンテーション	11	上手に頼む／断る
2	コミュニケーションについて	12	社会資源
3	あいさつ／会話を始める	13	相手への気遣い
4	障害理解／発達障害とは	14	アサーション
5	会話を続ける	15	ストレスについて
6	会話を終える	16	ピアサポート②
7	ピアサポート①	17	自分のことを伝える①
8	表情訓練／相手の気持ちを読む	18	自分のことを伝える②
9	感情のコントロール①（不安）	19	感謝する／ほめる
10	感情のコンロトール②（怒り）	20	卒業式／振り返り

に勤務している男性を例にとると、他の仕事仲間が、休憩時間にプロ野球や競馬の話をすることに対して強い不快感を示し、そんな話に興味はないと面と向かって文句を言ったため、同僚から無視されるようになってしまった。

ＡＳＤの専門プログラムにおいては、ＡＳＤの人が苦手にしている生活上の状況をテーマとして、どのように対応したらよいか話し合い、さらにロールプレイとして演じてもらうようにしている。たとえば、「会社の送別会の誘いを上手に断る」といったことがテーマの一つにある。これについて、どのようにして断るのが差しさわりがないか、対人関係を損なわないかについてグループで話し合いを行うわけである。

このような中で、「相手はどんな気持ちになるか」を考えたり、社会性のある行動や他者視点で考えたりする練習を行う。そして対人関係のルールを学ぶことで人間関係を損なうリスクを減らし、一般に受け容れられやすい方法を各自が利用できる範囲で習得していく。

このようなグループワークでは、対人スキルの習得といった側面だけでなく、同じような生きづらさをもつ者同士が体験を共有できることも重要であると考えており、プログラムの前後で「ウォーミングアップ」「始まりの会」「終わりの会」の時間を設け、本テーマへのスムーズな移行や他者の理解に配慮しながら効率よく自分の伝えたいことを要約する練習や、自己開示量を徐々に高めたり、コントロールしたりする機会も設けている。

ＡＤＨＤに対する薬物療法

ＡＤＨＤの薬物治療には、長い歴史がある。米国の篤志家が自費で建設した児童精神科を専門とするエマ・ペンドルトン・ブラッドレー病院において、精神刺激薬による小児の治療が行われたのは、１９３０年代のことである。その後、今日のＡＤＨＤに相当するケースには、メチルフェニデートを中心とする精神刺激薬が長く投与されてきたが、今世紀になり、非精神刺激薬であるアトモキセチンが登場し、治療の幅が大きく広がった。現在欧米においては多くの薬剤が認可されているが、本邦では上記の2種類の薬剤の他に、非精神刺激薬のグアンファシンと精神刺激薬のリスデキサンフェタミン（日本では18歳未満が対象）も使用可能となっている。

ＡＤＨＤ治療薬を使用する場合、通常はまず単剤で使用を開始する。そして十分な用量を使用しても無効ないし効果不十分な場合は別の薬剤に切り替え、やはり単剤で使用するのが原則である。いずれの薬剤も無効ないし効果不十分な場合は、ＡＤＨＤ治療薬2剤の併用を検討するのが一般的な手順である。

最初にどの薬剤を選択すべきかについては諸説あるが、イギリスのガイドライン（National Institute for Health and Care Excellence Guideline: ＮＩＣＥガイドライン）では、成人期のＡＤＨＤに対しては、メチルフェニデートまたはリスデキサンフェタミンが第一選択薬となっている（図）。ただし、イギリスでは成人期ＡＤＨＤに対してリスデキサンフェタミンは適応があるのに対しグアンファシンは適応外となっており、わが国とは事情が異なっている。

ＡＤＨＤの当事者において薬物療法を開始する目安としては、中等度以上の症状のため不適応状態が数か月間不変あるいは悪化するような場合には薬物療法を検討し、持続的で重大な問題がみられる場合には積極的に薬物療法を検討すべきである。もっとも、ADHDに対する薬物療法は本人の希望に基づいて行うことが原則であり、臨床の現場では軽症でも開始する場合もあれば、重症例でも施行しないケースもみられている。

具体的には、学生においては不登校や留年が続いている場合、社会人においては不適応な行動のために会社から勧められて受診したケースや解雇されるリスクがある場合は、投薬の必要性が高いと考えられる。

ADHD専門プログラム

薬物療法は、ADHD症状の軽減や二次的な不安、抑うつ状態を改善するために有用であるが、すべての問題を解決できるものではない。ASDの場合と同様に、自らの特性を理解し、対応策を考えるにあたっては、心理社会的治療法の役割は重要であるが、わが国においては、十分に普及はしていない。

ADHDの中心的な症状は日常生活、社会生活において失敗経験をもたらし、対人関係における問題や仕事におけるパフォーマンスの不良などを引き起こす。さらに、うつ状態や不安症状などの精神的な不安定さを伴いやすい。

NICE ガイドライン

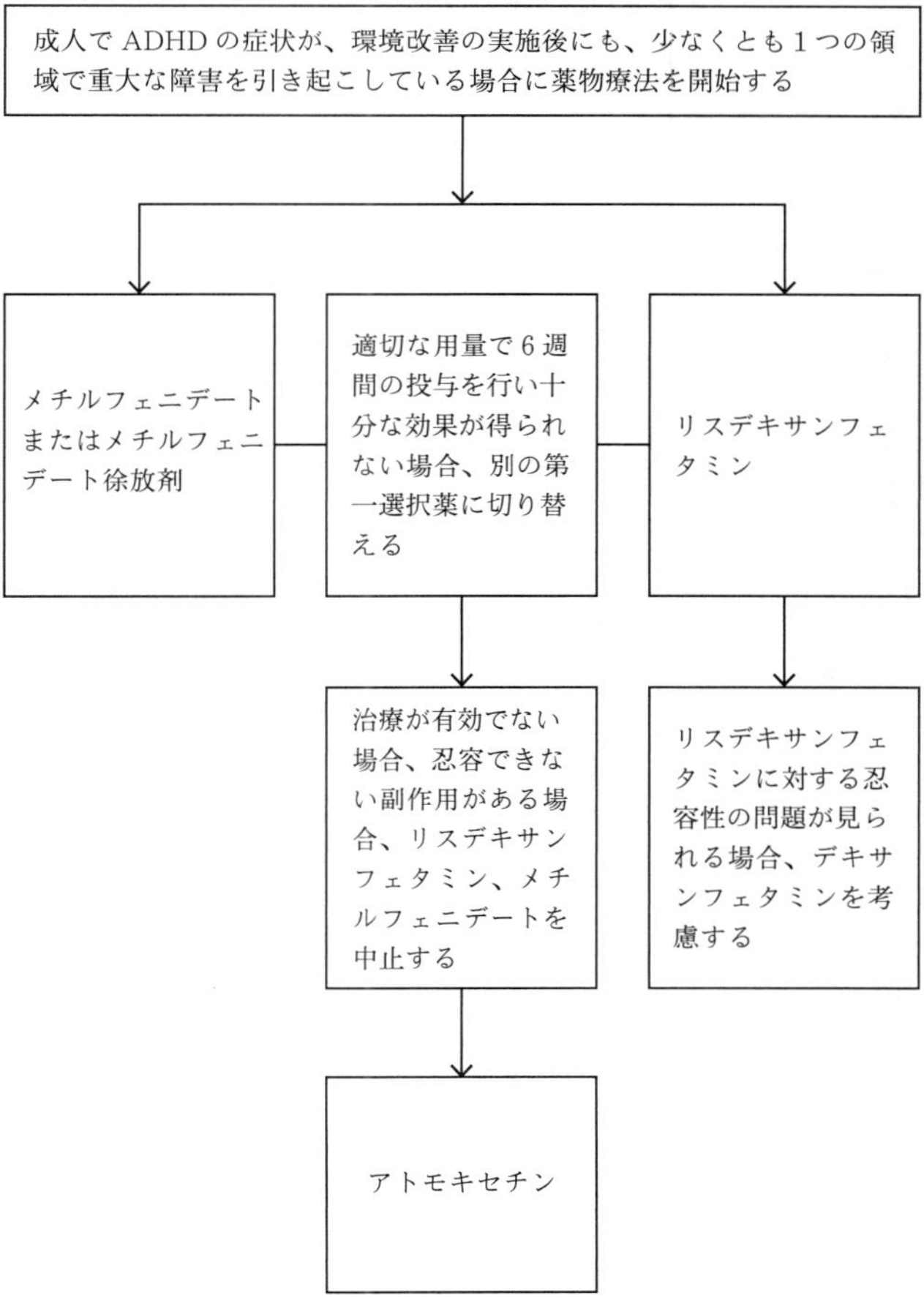
成人で ADHD の症状が、環境改善の実施後にも、少なくとも１つの領域で重大な障害を引き起こしている場合に薬物療法を開始する
メチルフェニデートまたはメチルフェニデート徐放剤
適切な用量で６週間の投与を行い十分な効果が得られない場合、別の第一選択薬に切り替える
リスデキサンフェタミン
治療が有効でない場合、忍容できない副作用がある場合、リスデキサンフェタミン、メチルフェニデートを中止する
リスデキサンフェタミンに対する忍容性の問題が見られる場合、デキサンフェタミンを考慮する
アトモキセチン

烏山病院におけるADHD専門プログラムは、1回3時間、10名前後のグループで、ADHDの主症状である不注意、多動・衝動性をおもなターゲットとし全12回で構成されている(表)。このプログラムの中で、心理教育によってADHDを正しく理解するとともに、認知行動モデルを理解し認知の癖を知ることで、今まで陥りやすかった思考の悪循環を防ぐことができることを学んでいく。

さらに不注意、多動・衝動性についてのディスカッションを通じて困り感や対処法などの経験を共有し、対処法のバリエーションを増やすことによってADHDの特性による不適応を防ぐことも目標としている。

各回のディスカッションでとりあげられるテーマは、「集中することができない」、「話の内容が飛んでしまい、言いたいことが伝わらない」、「刺激を拾い過ぎて疲労してしまう」など主症状によるものから、時間感覚のなさからくる生活リズムの崩れや服薬管理、部屋の片づけができないなどの生活に関すること、気分の落ち込みや自尊心の低さなど多岐に及ぶ。

また、人間関係の維持の難しさもよくあげられるテーマである。対人関係の困難さをもたらす一因に、衝動的な発言や感情のコントロールの問題、特にいらいらや怒りやすさが

ADHD 専門プログラム

回数	プログラム内容
1	オリエンテーション
2	ADHD を知る／ディスカッション
3	認知行動療法／自動思考／認知再構成法
4	不注意／ディスカッション
5	不注意（計画性・時間管理）
6	不注意（忘れ物）
7	多動性／ディスカッション
8	衝動性／ディスカッション
9	衝動性（金銭管理）
10	ストレス対処法／気分転換／環境調整
11	対人関係（家族編＋職場編）
12	まとめと振り返り

ある。衝動的に湧く怒りを抑えることができず、相手に対し暴言を吐きトラブルに発展してしまうことが多い。これを防ぐための対処方法として、「アンガーマネジメント」という方法を紹介している。

この専門プログラムの参加によって、参加者には不注意症状の自覚的な改善や不安の軽減、生活の質の向上が認められたという結果を得ている。対処法を身につけることに加え、自身の特性を理解することで、「苦手なことを無理に頑張ろうとしない」「自分の能力が発揮できる場所を見つけようとする」「必要なサポートを受ければ大丈夫」「できない理由がわかり過剰に自分を責めなくなった」といった自己肯定的な思考をすることが可能となることが多い。繰り返しになるが、このような治療法の効果を得るためには、自らの生活を変えていこうという意欲とともに、治療スタッフや他の当事者の意見や指摘に耳を傾ける柔軟さが求められる。

岩波　明（いわなみ あきら）

1959年、神奈川県生まれ。東京大学医学部卒業後、都立松沢病院などで臨床経験を積む。東京大学医学部精神医学教室助教授、埼玉医科大学准教授などを経て、2012年より昭和大学医学部精神医学講座主任教授。2015年より昭和大学附属烏山病院長を兼任、2024年より昭和大学特任教授。ADHD専門外来を担当。精神疾患の認知機能障害、発達障害の臨床研究などを主な研究分野としている。著書にベストセラーとなった『発達障害』（文春新書）のほか、『狂気という隣人　精神科医の現場報告』（新潮文庫）、『大人のADHD　もっとも身近な発達障害』（ちくま新書）など。

文春新書

1490

高学歴発達障害《こうがくれきはったつしょうがい》
エリートたちの転落《てんらく》と再生《さいせい》

2025年3月20日　第1刷発行

著　者　岩波　明
発行者　大松芳男
発行所　株式会社　文藝春秋
〒102-8008　東京都千代田区紀尾井町3-23
電話 (03) 3265-1211（代表）

印刷所　理想社
付物印刷　大日本印刷
製本所　大口製本

定価はカバーに表示してあります。
万一、落丁・乱丁の場合は小社製作部宛お送り下さい。
送料小社負担でお取替え致します。

ISBN978-4-16-661490-5